医療コミュニケーション入門
コミュニケーション・スキル・トレーニング

町田いづみ　保坂　隆　著

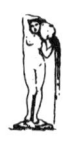

星 和 書 店

Seiwa Shoten Publishers

2-5 Kamitakaido 1-Chome
Suginamiku Tokyo 168-0074, Japan

はじめに

　医療全体の最近の流れとしては，インフォームド・コンセントという用語や行為が一般化され，その延長線上に情報開示が論じられるようになってきました。そのような流れと，おそらく最近になって急に表面化してきた多くの医療過誤の原因としての，不適切な患者－医療者関係への対策が急務になってきたためか，医学部教育の中に「医療コミュニケーション」という言葉が登場してきました。

　医療コミュニケーションの重要性は，問題数の増えた医師国家試験のなかにも反映され，この領域の問題が出題されるようになってきたので，全国の医学部では，急遽，新しい講座やカリキュラムを組んでいるようです。さらに，この動きは文部科学省の協力者会議（座長：高久史麿・自治医大学長）から2001年3月に出された医学教育の改革案にも盛り込まれていることからもわかります。すなわち，医学生時代から患者さんに接する機会を増やし，コミュニケーションや安全管理の能力を高めることが目標とされ，やや手前味噌になりますが内科・外科・小児科・産婦人科に加えて，精神科をも重点的に回ることが提案されています。

　このように医学部で医療コミュニケーションが重要視されるようになってきたことを述べましたが，医療コミュニケーションは医師だけの問題では当然ありません。看護婦や薬剤師や栄養士や，療法士やレントゲンや生理検査の技師や，医事課や会計など，病院内のすべての職種や部署において，コミュニケーション技法やスキルといったものが大切だといわれ始めています。病院や医療の現場でのコミュニケーションですから，これを医療コミュニケーションというわけですが，この医療コミュニケーションは当分の間はすべての医療職にとってのキーワードになっていくと思われます。

　今回，精神科医のいない総合病院で，医師や看護婦や患者さんや

その家族の方から，さまざまな相談に乗ったり助言をする「リエゾン心理士」である町田いづみ先生と，医療コミュニケーションの重要性という点ですぐに意見がまとまり出来上がったのが本書です。本書が，すべての職種の医療従事者と，それを目指している学生の参考になれば私どもとしては光栄の限りです。また，特に第2章は医療関係者以外の方にも応用していただける内容ですので，さまざまな形でお使いいただければ幸いです。

　最後になりましたが，このテーマの重要性を理解していただき，他に例のないほど短時間で刊行まで進めていただきました星和書店編集部の岡部浩様に感謝いたします。

2001年5月　　保坂　隆

もくじ

はじめに iii

第1章 医療コミュニケーション …………………………… 1
1 なぜ今，医療コミュニケーションなのか？ 3
2 がん患者さんの心理的ケアの必要性 6
3 医療コミュニケーションの基礎知識 13

第2章 コミュニケーション・スキル・トレーニング I
基礎編 …………………………………………………… 21
1 あなたは，人との心地よい関係を望みますか？ 23
2 コミュニケーション・スキル10 25
　スキル1 『精神的環境調整』のための技術 26
　スキル2 『物理的環境調整』のための技術 31
　スキル3 『傾聴』のための技術 35
　スキル4 『共感』のための技術 38
　スキル5 『解釈』のための技術 41
　スキル6 『情報収集』のための技術 44
　スキル7 『情報開示』のための技術 47
　スキル8 『ネガティブな感情受容』のための技術 50
　スキル9 『修正』のための技術 54
　スキル10 『謙虚になる』ための技術 －チーム医療－ 56
3 医行為 61

第3章 コミュニケーション・スキル・トレーニング II
応用編 …………………………………………………… 65
1 特殊な場面でのコミュニケーション・スキル 67
2 リエゾン・カンファレンス 68
3 告知の場面 73

4 『問題』と称される患者さんへの対応　104
　　5 精神症状の評価　113
　　6 希死念慮　116
　　7 チーム医療　121
　　8 人の死について考える　125

第4章　コミュニケーション・スキル・トレーニング III
　　　　実践編 ……………………………………………… 127
　　1 いかに情報を伝達するか　129
　　2 せん妄への対応　130
　　3 パニック障害への対応　137
　　4 強迫性障害への対応　143
　　5 依存性物質による精神障害への対応　148
　　6 受診援助　154

第5章　乳がん患者への集団療法マニュアル ………………… 157
　　1 東海大式「乳がんカウンセリング・マニュアル」　159
　　2 構造　160
　　3 各セッションの具体的な進行　161
　　4 おわりに　181

本書の願いーあとがきにかえてー　185

第 1 章

医療コミュニケーション

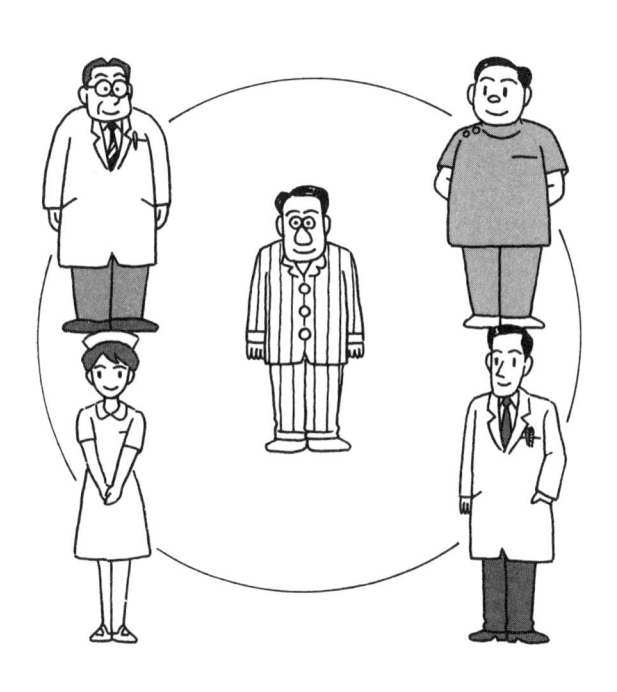

1 なぜ今,医療コミュニケーションなのか？

(1) 高度化・細分化される医学と医師の説明能力

　医学は細分化され,医療は日進月歩の勢いで急速に進歩してきています。そして,私たちが,その多大な恩恵に浴しているのも事実です。しかし,仮にその恩恵を「光」とするならば,今の医療の中にある,さまざまな「影」の部分にも気づき,目を向けていかなければならないでしょう。

　現在の医療の中では,私たちの体は臓器別に分割され,ひとつの統合された人間として扱ってもらえない場面に,しばしば遭遇します。例えば,肝臓の検査で「異常がない」と診察の結果を述べる医師に,呼吸器系の症状を訴えても,改めて別の内科医の診察を受けなくてはなりません。これは,医療の細分化を示す極端な例ではありますが,実際にあり得ないことではありません。

　また,病気診断の過程においては,私たちの体は,一層細かな細胞レベルで観察され,さらに,血液データの数字やＣＴスキャンの写真で判断,判別されたりします。ここに至ってはもはや,ひとつの統合された人格,人間を思い浮かべることすらできません。極端に言えば,医師は,患者さんの顔を見なくても,また話を聞かなくても,病気を診断することが可能なのです。しかし,それでは,どこか寂しい気持ちにもなります。

　さらに,近年,多方面からの注目を集めているインフォームド・コンセントの流れは正しいことなのですが,重篤な病気を告知する

際の言い方や，その後のサポートがないという声もよく聞きます。いえ，「ない」というより，「できない」と言うほうが正しいのかもしれません。なぜならば，医師や看護スタッフは，それらについての，きちんとした教育を受けていないからです。この問題に関しては，「がん患者さんの心理的ケアの必要性」(次項)で改めて説明しましょう。

また，ごく最近では「クローン技術」や「遺伝子治療」などの言葉をよく耳にします。医療技術がさらに進歩すれば，このような新しい治療法によって，その恩恵に浴する難治性の病気の患者さんは，さらに多くなることでしょう。しかし，どこか自分では確認できないところでの治療のように感じられ，医療者側でも治しているという実感がわいてきません。

(2) 慌ただしい病棟と医療事故

一方，ここ数年はとくに，医療機関には入院期間の短縮化が求められています。それは，次の入院を待つ患者さんのためでもあるでしょう。しかし，主には医療費の関係から，治療が終わればすぐに退院を促す傾向が強くなっているためです。「病院にいれば，患者さんの心は安らぐ」という時代はすでに過去のものになってしまったのです。そのため，患者さんの入院生活は，とてもせわしないものになっているはずです。そして，このことは医療者側にとっても，精神的・身体的な疲労感を増強させ，ついには「燃えつき症候群」にまで至る原因となることも稀ではありません。さらに，このような医療環境が，多くの「ハッとする場面」を生み，その中のいくつかが，不幸な医療事故につながってしまうのです。

最近とくに，医療過誤について裁判で争われることが多くなって

きました。訴訟件数の急増は，医療事故の増加とも相関するわけですが，多くの場合，その底辺には，ユーザー(この場合は患者さん)側の不満感があるようです。つまり，良好な患者―医療者関係，家族―医療者関係が樹立されていないことが前提になっているのです。良好な患者―医療者関係，家族―医療者関係を結ぶための基本は，コミュニケーションです。そして，医療者に今こそ求められているのが，コミュニケーションのためのスキルなのです。

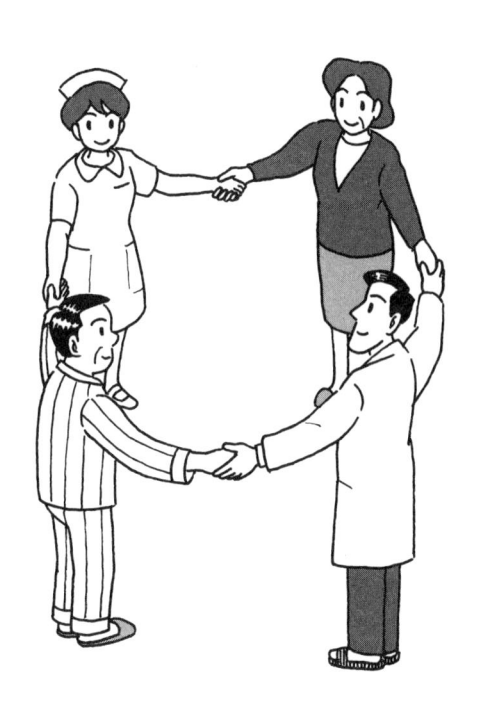

2 がん患者さんの心理的ケアの必要性

(1) 心理的ケアの卒前教育がない

　医療者のほとんどが，かなり以前から，がん患者さんには心理的ケアが必要だと言っています。経験豊かな年輩の医師ほど，心理的ケアの重要性について指摘することが多いようです。それは，まぎれもなく，彼らの長い間の経験からの言葉でしょう。そして彼らの多くは，臨床で本当に大切なものは何なのかということについて，しみじみとお話しをされます。

　また，医学生や看護学生，さらにその他の医療関係者が使う教科書のほとんどには，必ずと言っていいほど，患者さんの心理的ケア，あるいは援助といった話が入っています。

　しかし，先輩の先生方のお話の中には，どのように心理的ケアをするのかという，具体的なことに関してはあまり触れられてはいないことが多いようです。それは教科書においても同様です。そこには，「がん患者さんには心理的ケアが必要だ」という，1行程度の文章があるだけです。少し詳しい教科書に至っても，「傾聴」という難しい言葉を使って，「患者さんの話をよく聞きましょう」，あるいは「患者さんの心を暖かく受けとめる」ことを「受容」というなどと記してあるくらいです。

　まれに，アメリカのキュブラー・ロス(Kübler-Ross)という精神科の女医さんの研究を紹介している参考書に出会います。ご存じの方も多いかと思いますが，これは，がんの末期患者さんの心の状態

を，段階を追って説明したものです。それは否認からはじまり，怒りや取り引きなどを経て，がんという病気を受容し，最終的に希望を持つに至ることを説明しているものです。1970年くらいに書かれたこの書籍(On Death and Dying「死ぬ瞬間」)が，あまりにセンセーショナルだったためか，今でも看護系の教科書にはしばしば引用されています。

そのため，このような教科書で勉強した熱心な看護婦さんは，未だに看護研究というと，キュブラー・ロスのがん受容の5段階という「メジャー」を持って患者さんに接することが多いようです。「キュブラー・ロスの学説よりも前に，自分たちの目で耳で，患者さんの心の状態を読んでごらんなさい」と指導することがありますが，それは決してこのような看護婦さんのことを批判しているわけではありません。これらの話から言えることは，キュブラー・ロスの学説のように，具体的な内容が学生時代に教えられていないことのほうが問題なのです。

医学部の授業はさらに深刻です。短い学生時代に，膨大な医学的知識を，そして最新の知識や技術までをも学ばなければなりません。さらに，実際に病棟に入って，先輩の医師と一緒に患者さんを診ていくといった，より実践的な技術教育のために費やされる時間も多くなってきています。このように，現実には，学んだり，覚えたりすることがあまりにも多く，とても，がん患者さんの心理的ケアについての授業を受けたり，実習する時間などはとれないのです。ですから，その重要性について，頭では理解できても，実践のためのスキルは，全くもちあわせていないのが現実です。

しかし最近，実際の臨床場面でインフォームド・コンセントの重要性が指摘されるようになり，そして少しずつ定着してきています。これは「説明と同意」と訳され，医師らが，検査や手術などの診

断・治療方法についての説明をし，これを，患者さんやそのご家族が，十分に理解したことを，文書などによって同意するプロセスのことを言います。

　実際の臨床でのインフォームド・コンセントの重要性から，にわかに患者さんやご家族とのコミュニケーションの仕方がとても大事だということになってきたのです。そうした流れの中で，やっと，医学部教育でも「医療コミュニケーション」や，「コミュニケーション・スキル(技術)」の講義が始まりだしたところです。

　いずれにしても，心理的ケアにおいて，コミュニケーションの技術は基礎的条件であるにもかかわらず，これまでそれは，個人の努力に任されてきました。多くの医師は臨床現場で，先輩のやり方を見よう見まねでなんとか体得してきたのですが，ここにきて，やっと，教育という現場でとり上げられるようになったのです。

(2) 心理的ケアの卒後教育がない

　不十分な卒前教育を受け，医師や看護婦(士)になってしまった場合には，やはり先輩から実践的な場面での指導を受けることになります。教育をする側も，何年か前には，同じように先輩から直接的な指導を受けてきたわけですから，これはまさに，武道の世界での「指南」のような伝授の仕方なのです。

　医療現場をイメージし，医師と看護婦(士)の場合を分けて考えてみます。この時，看護スタッフの場合には，「このような患者さんには，どのようにアプローチしたらいいのか」というテーマで，病棟で話し合いがもたれたりします。また，病院内の研究発表や，学会発表という目的がはっきりしている場面では，さらに，心理的な側面についても話し合うことがあります。しかし，それを誰が指導

するのでしょうか？　病棟の先輩看護婦や婦長さんは，もちろん多くの経験を持っていますが，やはりそれは職人芸的な経験からの指導なのです。心理的ケアというからには，精神科医や心理士が入ることは有用であり，少なくとも，別の側面からのアドバイスができるのは確かなはずです。

　しかし，精神科医に限っていえば，2つの意味での制限が実在します。そのひとつは，がん患者さんの心理的ケアに興味を持っている精神科医が，いったい，どのくらいいるのかということです。そしてもうひとつは，精神科医の卒後教育の中でも，がん患者さんへの心理的ケアという特殊なテーマでの教育は，実はほとんどないという現実があるのです。言い換えれば，卒前教育の不十分さが，卒後教育で補強されるかといえば，やはり経験的な側面から伝授されているだけで，とても卒後教育として十分であるとは言い難いのです。

(3) 心理的ケアは医療経済的に評価されていない

　このように，卒前教育も卒後教育も不十分ではありますが，ほとんど全ての医師や看護婦(士)が，がん患者さんの心理的ケアの必要性を，よく理解しています。しかし，次のハードルは医療経済的な側面です。

　ご存じのように，医師や看護婦の手技(手術・処置・投薬など)料は，あらかじめ「診療報酬」(病院としての収入)ということで，点数で決まっています。しかし，がん患者さんへの心理的ケアは，特別に診療報酬として点数化はされていないのです。つまり病院に入る収入としてシステム化されていないのです。言い換えれば，心理的に気をつけようが，気をつけまいが，病院としての収入には全く

変わりがないということを意味しているのです。

　病院が経済原則だけで動くことには，あまり同情も賛成もできませんが，このような部分が診療報酬化すると，病院経営者らは，もっと現実的な側面から動くことも考えられます。例えば，心理的ケアを実践している病院では，基本料金としてワンステップ上の収入が約束されたり，カウンセリングに対して決められた額の収入が約束されたりすると，動機は不純ではあっても，何かの動きがあるのではないかと期待しています。

　しかし，患者さんやご家族の方にも，日本人の元々の心性として，目に見えないものにはお金を払いたくないという事情もあることは確かです。山のように(その全てが必ずしも必要ではなくても)クスリをもらえば，多少は高くても，そこに現実のモノがあるので「高いけど……」で済ますことができるようです。その反対に，精神科で，例えば1時間相談に応じた場合に何百円かを請求された時には，「手元に何も残っていないのに……」と，高めに感ずることが多いのではないでしょうか？

　現在の精神科のカウンセリング(精神療法)などの点数(診療報酬)は非常に低く，病院も「カウンセリングなんかをするくらいなら，手術をしてくれたりクスリを出してくれるほうがまだまし」と，思うことが多いのも現実です。

(4) それでも，やはりがん患者さんへの心理的ケアは必要

　しかし，それでもがん患者さんにとっての，心理的ケアは必要なのです。最近，さかんに QOL (quality of life) という言葉が使われます。すでに患者さんの多くが，最新の治療を受けたり，高度の専門化された医療を受けるだけでなく，治療とその後の自分，ある

いは周囲の人間を含んだ自分の生活を充実させたいと考えて，医療を受けるようになってきています。

それにはまず，「真実を告げてもらいたい」と言う人は多いはずです。そうなると，これはしばしばあることですが，がんが見つかったら，まず家族だけを呼んで，「どうしましょうか，本人に伝えましょうか？」という，情報の開示の仕方は，問題が多いことになります。ここでは，本人が知らない間に，治療方針までもが決められてしまうからです。

しかし一方で，外国流に，「ただ真実を告げればいい」という考えのもとに，がんという病名だけを告知されるのも考えものです。医師は，ただ告げればいいのでしょうか？　その後の精神的なサポートについては，どのような方法論を専門医たちは持っているのでしょうか？　病気であることを告知されたあと，病気に立ち向かっていけず，くよくよと考え内向的になってしまう人が，がん患者さんの3人に1人はいるという事実も明らかになってきました。つまり，がん患者さんの3人に1人には，特別なメンタル・ケアが必要だということになります。

精神的に安定している場合と，不安定な場合とでは，痛みの感じ方が違うというデータもあります。「痛み」は，きわめて主観的な症状ですので，その評価は自覚症状に頼るほかないのですが，気分が落ち込んでいる患者さんや，不安感が強い患者さんなどは，この痛みの感じ方がひどいということが分かっています。そのため，当然，鎮痛剤の使用量も多くなっていきます。つまり，精神的な因子が痛みを増悪させているわけですから，ひどい医師はプラセボ（偽薬）といって，薬効のない注射や内服薬を与えることもあります。それでも，医師が対応してくれたということで，一時的に効果が現れることもあります。しかし，そこには信頼関係のようなものは，

一切，感じられません。

　がんは，交通事故に遭ったり，天災に巻き込まれたり，事件に遭遇したりして受傷するというものではなく，着実に，ゆっくりと生じた病気なのです。そして，すぐに亡くなるのではなく，しみじみとしたり，後悔したり，人の心の暖かさに触れる時間がたくさん残された病気なのです。

　わが国に，どのような事情や背景や問題があったとしても，がん患者さんの心のケアは必要なのです。そして，そこに大前提として必要なのが，コミュニケーションであり，そのために役立つコミュニケーション・スキルなのです。

3 医療コミュニケーションの基礎知識

診療場面での問診,すなわち医療コミュニケーションには,以下のような目的があります。
① 良好な患者―医療者関係の樹立
② 患者さんからの情報の収集
③ 患者さんへの説明や教育

しかし,当然のことですが,これらは独立した要素ではなく,連続的で,相補的な関係にあります。

(1) 医療コミュニケーション上の非言語的技術

対人関係の中で,言語によらないコミュニケーションは,とても重要な手段となります。これには,医師や看護婦(士)が,非言語的(nonverbal)に表現する場面と,非言語的に示されているものを,患者さんが感じ取る場面の,2つの側面が含まれています。

① 位置
医師の面接場面では,医師と患者さんは接近し過ぎず,離れすぎてもいない距離で面接する必要があります。多くの場合,対面では緊張感が高くなるため,90度の向きに座るとよいといわれています。

さらに,患者さんがベッドなどで臥床しているような状況では,立ったまま,上から話しかけるのではなく,側に座って,なるべく目線の高さが同じ位置になるような配慮が必要です。これは看護婦

(土)の場合でも同じです。

② 姿勢
　前屈みになっていたり，威張った感じで体を反らしてはいけません。相手を受け入れ，喜んで話を聞こうとする気持ちが，十分，相手に通じるような姿勢が大切であることは言うまでもありません。

③ 表情・視線
　ときに，笑顔で反応したり，共感を意味する表情を示すことは，とても大切なことです。また，目を見て話すのは基本的なことですが，状況によっては，意識的に視線をはずしてあげることが必要な時もあります。このあたりは，医療者のセンスが問われるところでもあります。

④ 服装・身だしなみ
　清潔感があることが基本です。

⑤ 動作
　適時うなずいて同意を示したり，肩に手をかけたりするような身体の触れ合いは，ラポール形成(医療者と患者さんの間の信頼関係)に役立ちます。神経質そうな癖や，相手の話に興味を持っていないような仕草などは，相手にはすぐに分かってしまうものです。

⑥ 無言
　すぐに返事をしないで，相手が頭の中で整理できるまで待つことが必要な場合もあります。

⑦ 声の調子やスピード

せっかちな話し方では,相手がうち解けて話せないのは当然です。心地よい声や話し方が大切だということは,理屈ではありません。

(2) 医療コミュニケーション上の言語的技術

言語によるコミュニケーションは,まず,あいさつ・患者さんの名前の確認・自己紹介から始まります。そしてそれに続いて,これから何が行われるのかの説明(「ここではまず,お話を伺ってから診察に移ろうと思っていますが……」など)から始まります。

その後の医療コミュニケーションの構成要素には,以下のようなものがあります。

A. 質問の種類

質問の種類は以下のように分類されますが,実際の医療面接ではこれらの形式の質問を組み合わせながら,情報を整理していくことになります。

① 開かれた質問(open-ended question)

「どうしましたか?」とか,「どんな具合ですか?」のように,患者さんが自由に答えられるような質問のことです。これによって,患者さんは,自分が一番心配していることを自由に話すことができるのです。そのため,患者さんにとっての満足感にもつながり,良好な医療者―患者関係の条件になっていくわけです。一方で,患者さんの話がまとまらなくなり,冗長になってくる可能性もあるので,適宜工夫が必要です。

② 閉ざされた質問(closed-ended question)

患者さんが「はい」「いいえ」で答えられるような質問であり，さらに拡大的に言えば，「……ですか？ それとも……ですか？」という選択肢的な質問(multiple-choice question)も含まれることになります。この質問は，情報を確実に収集しようとする場合には，とても有効な方法となります。しかし，その一方で，患者さんにとっては，必ずしも「自由に話ができた」という満足感は得られないことになってしまう可能性もあります。

③ 焦点を当てる質問(focused question)

患者さんの訴えを明確にするために，時間の流れや，個々の症状などに焦点を当てて訊いていく質問のことです。例えば，「2回目の入院の時はどうでしたか？」，「頭痛と腹痛ですね。では，まず頭痛について話をして下さい」という質問があげられます。

B．傾聴・支持・共感する方法

医師や看護婦は言語的・非言語的なメッセージを患者さんに伝えながら，患者さんが自由に話すのを促し，その話を受容的に聞いていくわけですが，その際いくつかのスキルが考えられます。

① 沈黙

医師や看護婦(士)が話すと，患者さんが自由に話せないこともあります。そんなときには，医師や看護婦(士)はあえて黙って，患者さんの顔を見つめているほうが良いときがあります。

しかしこの場合にも，相手に関心を持っているという，非言語的なメッセージが必要であることは言うまでもありません。

② うなずき・あいづち

　患者さんの話が途切れた時などに,「そうですか」,「うんうん,なるほど」と言いながらのうなずきが,患者さんの話を促すことに有効なことがあります。

③ くり返し

　患者さんの訴えや話が一区切りついたときに,患者さんの使った言葉をくり返して,「……と,とても辛かったんですね」,「……という痛み方だったんですね」と言い,共感している感じを伝えることも大切です。

④ 明確化

　患者さんの話を,患者さんの使った言葉とは違う言葉で,言い換えて明確にすることで,患者さんは,医療者に,自分のことを理解してもらえたと感じ,辛い気持ちにも共感してもらえたという満足感が得られるものです。

⑤ 反映

　患者さんの表情などから,「とても辛そうに見えますね」とか,「ちょっとイライラした感じに見えますが……」と,患者さんの感情を反映すると,患者さんは「受容されている」,「共感されている」と思うことができるものです。

⑥ 問題のリストアップ

　患者さんの話を要約して伝え,その後で「他に何か？」と,他の問題点があれば話すことができる機会を与えることも大事です。患者さんは重要な問題を真っ先に述べるとは限らず,また重要と認識

していないこともあるからです。

C．説明や教育

情報が収集できると，次には，それに基づいて、医師や看護婦の側から働きかける段階になります。

① 説明

これまでの情報からの，中間結果を説明することになります。この時に，患者さんに理解できる平易な言葉を使い，「何かわからない点があったら質問して下さい」，「ここまでは分かりましたか？」と言葉をはさむことも大切になります。

② 指示

情報収集に基づいた結果から，「では，……して下さい」，「甘いものは食べないように」などと，医学的な直接的指示を与えることになります。

③ 情報提供

治療方法のいくつかや，それぞれの治療成績などを提供して，患者さんやご家族の方が，その後の治療手段を選択できるようにするものです。

④ 協力関係と支援

「一緒にがんばりましょう」，「私にできることは全てしますよ」といった支援していく姿勢や，体制があることを伝えます。

実はこの時に医療者が行っていることは，単なる事務的な報告ではありません。患者さんとの間で用いられる医療者の言葉は，患者

さんやご家族を安心させたり，保証してあげたり，励ましたりもしているのです。しかし，医療者の多くは，自分たちの言葉にこのような機能があることを分かっていないことが多く，また，はじめから意図的に行っているわけでもありません。けれども，これこそ重要な機能なのです。

　これは専門的には「**支持的精神療法**」のことを意味しているのです。支持的精神療法は，患者さんの人格や葛藤を扱う狭義の精神療法と違って，患者さんの健康な自我を支えることを意味しています。医療者が使う言葉には，患者さんやご家族に対して，支持的精神療法という意味があることを自覚することによって，医療者―患者関係，医療者―家族関係は良好になり，さらに，その関係を増強させることにもなるでしょう。

医療コミュニケーションの基本

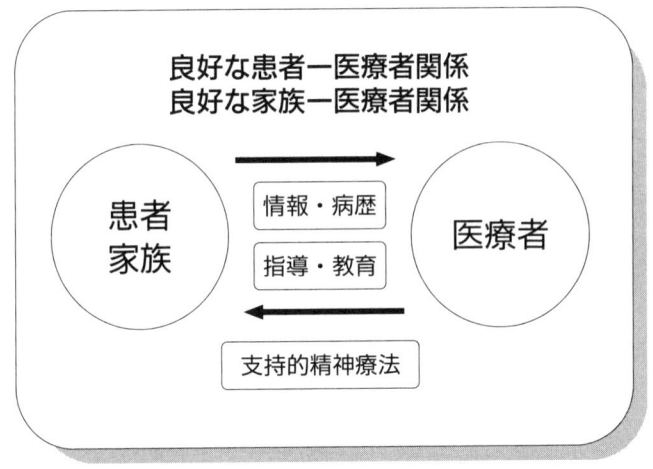

良好な患者―医療者関係
良好な家族―医療者関係

患者家族　→　情報・病歴／指導・教育　　医療者
　　　　　←　支持的精神療法

参 考 図 書

- 保坂 隆：がんとこころ―がん患者のこころのケアとそのしくみ―．テンタクル，東京(2001)
- 斎藤清二：はじめての医療面接―コミュニケーション技術とその学び方．医学書院，東京(2000)

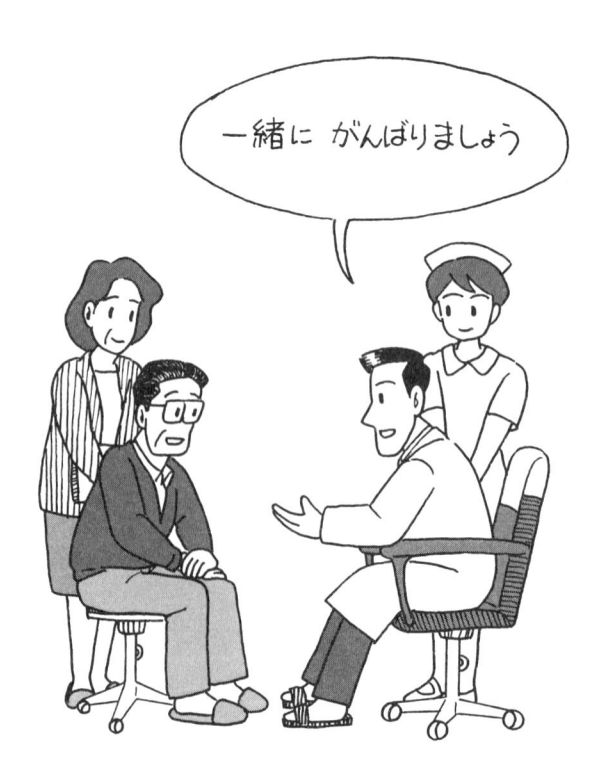

第 2 章

コミュニケーション・スキル・トレーニング Ⅰ

基礎編

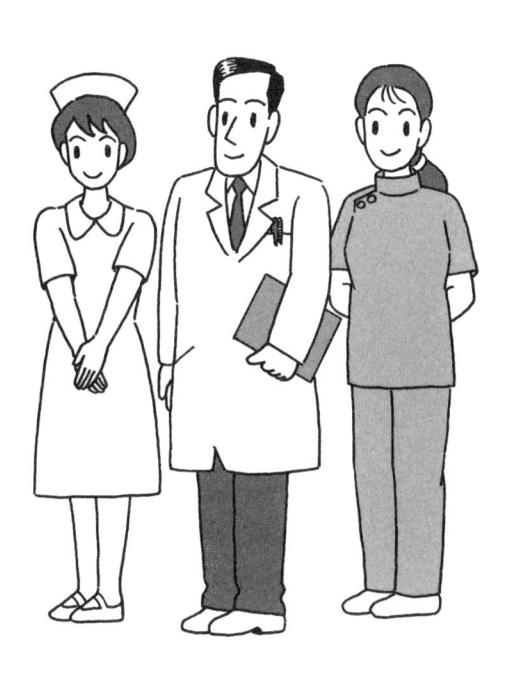

1 あなたは,人との心地よい関係を望みますか?

　もしあなたが,より良いコミュニケーションのためのスキル(技術)を身につけたいと願うのであれば,あなたの中にある「人との心地よい関係を望む」心に,今一度,呼び掛けてみて下さい。

　この基本なくしては,どんなに優れたスキルも,良いコミュニケーションのための手段にはならないでしょう。あるいは,記憶されたスキルは,役に立たないだけでなく,むしろ,対人関係を悪化させる術となってしまうでしょう。

　そもそも,コミュニケーションのスキルは,生き物であり人間である私たちが,相手とのより良い関係を望んだときに産みだされ,発展してきたものなのです。

　いつでも,この基本を忘れることなく,そして,あなたのコミュニケーション・スキルが,臨床場面でより有効な手段となるよう,すでにこれまでに身につけてきた技術を磨き,さらに,新たなスキルが身につくよう努力して下さい。

あなたの日常は?

まず,あなたの日常生活を思い浮かべてみて下さい。

① あなたは,いつも周囲の方と,爽やかにあいさつをかわしていますか?

② あなたは，いつも周囲の方に，感謝の気持ちを言葉で伝えていますか？

③ あなたは，自分の失敗を，素直に謝ることができますか。

④ あなたは，初対面の相手に，進んで自己紹介ができますか？

⑤ あなたは，相手の表情(顔)を見て，会話をしていますか？

⑥ あなたは，相手の話を最後まで聞くことができますか？

　日常生活で用いられる，これら基本的なコミュニケーション・スキルはまた，患者─医療者間におけるコミュニケーション・スキルの基本でもあります。

　患者─医療者関係のトラブルの最も大きな原因のひとつに，両者間の「コミュニケーション不足」があげられています。[1]

　第1章でも示したように，昨今，医療従事者への総合的なコミュニケーション・スキル・トレーニングの必要性が叫ばれています。[2,3]

　コミュニケーションのためのスキルは，「学び，磨くことのできるスキル」でもあります。[4] また，スキルを磨くことで得られる利益は，患者さんのみならず，医療スタッフへも，さまざまな形で還元されることでしょう。[5]

2 コミュニケーション・スキル 10

スキル1：『精神的環境調整』のための技術
スキル2：『物理的環境調整』のための技術
スキル3：『傾聴』のための技術
スキル4：『共感』のための技術
スキル5：『解釈』のための技術
スキル6：『情報収集』のための技術
スキル7：『情報開示』のための技術
スキル8：『ネガティブな感情受容』のための技術
スキル9：『修正』のための技術
スキル10：『謙虚になる』ための技術 ―チーム医療―

コミュニケーション・スキル 1
『精神的環境調整』のための技術

◆患者さんの緊張状態の評価
＜受診までの経緯についての情報＞
- 自主的な受診か，あるいは誰かの勧めによる受診かなど，受診までの経緯についての情報を得る。
- 症状出現から，受診までの感情の動きについての情報を得る。

＜動作・言動などについての観察＞
- 伏し目がち，あるいは，じっと見つめるなど，視線の位置を観察する。
- 表情，顔色などを観察する。
- 話し方・言葉数などを観察する。
- 治療者との距離（勧めたイスを近づける，遠ざけるなど）を観察する。
- 腕組みなど，拒否的動作の有無を観察する。

◆患者さんの緊張をいやす
＜ラポールのための努力＞
- 患者さんに視線を向け，やわらかい声のトーンで，自己紹介，あるいは，あいさつをする。
- 緊張が明らかな患者さんに対しては，彼らの緊張状態を理解していることを伝える。
  『だいぶ，緊張されているようですね』など。
- 焦って話し続ける患者さんに対しては，にこやかに，さらにゆっくりとした口調で話しかける。

患者さんの緊張を知りましょう

あなたにとって,緊張する場面とは,どんな場面でしょうか？思い浮かべてみて下さい。

あなたが,どこかで緊張した時のように,何科を受診する患者さんも,医療に受診する最初の場面は,いつでも,何度でも,ひどく緊張するものです。「受診のための手続きは,これで良いだろうか」,「症状はどんなふうに説明しようか」,「先生はどんな人なのだろうか」など,あれこれと不安が浮かぶものです。

ときに,面接室に入っただけで泣きだしてしまう人もいます。ある人は,緊張のあまり,逆にある人は気が抜けてしまったと,その涙の理由はさまざまです。また,全員が,自ら進んで受診してくるわけではありません。家族に無理やりつれてこられた人,あってはいけないことですが,「食事へ行こう」などと,だまされ,連れてこられる人もいるでしょう。

自ら進んで受診した人であっても,病院の玄関をくぐった直後から,後悔が始まっていることもあります。

患者さんの多くは,このような複雑な心境を抱え,ひどく緊張しているものです。

そうした状況にある患者さんから,診察のために必要な情報を得るのですから,とくに初診時には,十分な配慮と,彼らの緊張を緩和させる技術が重要となります。

より多くの,そして的確な情報は,診断や治療目標の設定・治療計画の作成に不可欠なものであることは言うまでもありません。逆の状況を想像してみて下さい。患者さんの緊張を緩和できず,診断

に必要な情報が得られなかったとします。それでもあなたは，手持ちの情報から，ある程度の見立てをしなければなりません。そして，必要と思われる検査をオーダーすることになるでしょう。情報不足から，あなたは重大な過ちを犯すかもしれません。

ケース：時間外にやってきた不登校の患者さん

外来が終了した午後5時過ぎに，小学4年生の男子，A君がお母さんと一緒にやって来ました。

「この1週間，全く学校に行けていないのです。朝は，布団の中でぐずぐずとしていて，何度呼んでも起きて来ません。それでも，昼過ぎころからは元気になって，テレビゲームなどをしています。いろいろ聞くのですが，『頭が痛い』とか『気持ちが悪い』くらいしか言いません」と，説明する母親の話の終了を待たず，担当医は「なぜ，時間外に来たのですか。学校に行けていないのなら，午前中に来ることだってできたでしょう。お母さんが甘やかし過ぎているのではないですか」と，強い口調で，責めるように言います。

A君はその様子を見て，一切，口を閉ざしてしまいました。

そして担当医は「何を訊いても答えてもらえないのなら，今日はこれ以上の診察をしても無駄でしょう。改めて，外来の時間内に受診して下さい」と伝えました。「でも」とすがる母親の言葉を無視して，診察は終了となりました。

担当医は医局に戻る途中で，先輩の医師と会いました。そして，時間外に来る患者の愚痴を聞いてもらおうと，外来での出来事について話し始めました。先輩の医師は彼の話を聞きながら，表情を曇らせました。

「頭痛の様子について詳しく聞きましたか？　その他の身体症状，

例えば、歩行や視覚の問題はなかったのですか？ つまり、今日の時点では、脳腫瘍の可能性は否定できたのですね？」

後輩の医師は答えます。「いろいろ心配もあって、何とか聞き出そうとしたのですが、黙んまりを決め込んで、何も話してくれないのです」

「それで先生は話しやすい雰囲気を作るように、努力はしたのですね。ただでさえ、子供から情報を得るのは難しいものですよ」

「……」

数日後、再び受診したA君の診断は、残念ながら先輩医師の心配した通り脳腫瘍でした。

患者さんの緊張を和らげましょう

あなたは、対人関係のどのような場面で、相手に安心を覚えますか？ あるいは、反対に敵意を感じますか？

想像してみて下さい。

相手の顔も見ずに、ぶっきらぼうな対応をされた場面で、あなたは楽しいと感じるでしょうか？ 逆に、相手から誠意ある対応をされた場合はどうでしょうか？

きっと患者さんも、あなたと同じように感じていることでしょう。[6]

忙しい診療の中で、ひとりひとりの患者さんに、あいさつをするのは大変なことだと感じますか？ しかしあいさつは、より良いコミュニケーションの入り口となります。「こんにちは」は、たったの5文字です。

診察室に入って来た患者さんの顔を見て、にこやかに「こんにち

は」とあいさつすることは，ひとつの大切なコミュニケーションのスキルです。そして，このひと言が，患者さんの緊張を和らげるのです。さらに，患者—医療者間の信頼関係の形成にも役立つことでしょう。

　患者さんとのラポール（医療者と患者さんの間の信頼関係）は，診察の第一歩でもあります。

　また，このあいさつは，患者さんの心身の状態チェックにもなるでしょう。

　「いつもと返事の様子が違うのはなぜだろう」，「いつもより顔色が悪いのではないか」。そして同時に，もしあなたが，患者さんの全身を観察することができたなら，そこから得られる情報は，さらに多くなるはずです。

コミュニケーション・スキル 2
『物理的環境調整』のための技術

◆**プライバシーの保護**
　＜患者さんのプライバシーを守る＞
　　● 面接に使用する部屋は，他の患者さんや，スタッフの干渉が少ない場所や時間となるよう工夫する。
　　● 患者さんに，診察や面接に同席する者を確認する。
　　● 診察，面接での話の内容は，秘密が守られていることを伝える。

◆**空間の工夫**
　＜落ち着いて考え，話せる場所の提供＞
　　● 面接室には，静かな場所を提供する。
　　● 参加メンバー全員が，十分に入室できるスペースを提供する。
　　● とくに，bad news や，解決が難しい問題について話し合う状況が予測される場合は，個室を用意する。
　　● 医療者側のポケットベルや PHS の電源を off にする。

プライバシーを守る

　面接場面には，患者—医療者関係に，より高い緊張が強いられる状況があります。
　例えば，bad news を伝える，あるいは，解決に困難が予測される問題について話し合う場面がそれに当たるでしょう。こうした状況では，「場の設定」についても，十分に配慮する必要がありま

す。[7)]

　周囲から，無用な雑音や視線などの邪魔を受けず，さらに，患者さんやご家族のプライバシーが十分に確保される場所を，面接室に選ぶ必要があります。また，面接に参加する人の人数に合わせた部屋の広さを考えることも重要です。

　患者さんから話される内容は，ときに，とても個人的なことであったりします。「ここだけの話にして欲しい」などと，懇願されることもあります。次項で示す『傾聴』という技術が身につけば身につくほど，相手に対して話しやすい状況を提供することになりますから，個人的な相談は，ますます多く語られるようになるでしょう。
　面接場面でのプライバシーは，基本的には守られなければいけません。そして，患者さんに対して「ここで話された内容は，どこにも流れない，漏れない」ものであることを，きちんと伝える必要があるでしょう。

　しかし，チーム医療において，それらの『秘密』はどのように扱ったらいいのでしょうか？
　あなたが，チーム医療の中の１メンバーとして，患者さんの治療に当たっている場面を想像してみて下さい。そこでは「ヒミツ」と言われた内容を，どのように処理したら良いのでしょうか。
　これについては，たくさんの意見があるかと思いますが，ここでは，ひとつの方法を提示してみましょう。
　まずは患者さんに直接，「いまの相談内容に関して，私はもっとあなたの役に立ちたいと思っているのですが，私ひとりでは，ここまでが限界のように感じています。他の人の力を借りたいと思うのですが，いかがでしょうか？　あなたは，他に，誰と，誰なら，こ

の話をしても良いと考えますか？」と，尋ねてみてはどうでしょうか。この質問はまた，「あなたの役に立ちたい，あなたの話を大切に扱いたい，あなたとの信頼関係を保ちたい」というメッセージにもなり，より良い患者—医療者関係にとって，有用なコミュニケーション・スキルとなるでしょう。

空間の工夫をしましょう

　面接は，できる限り静かな場所で行いたいものです。とくに，bad news や，解決が難しい問題について話し合う状況が予測される場合は，個室を用意しましょう。また，医療者側のポケットベルや PHS の電源を off にすることも大切です。緊急な用事は，面接に参加していないスタッフから，伝言という形で伝えてもらうとよいでしょう。

　ここでは，患者さんやご家族が，落ち着いて考え，そして話し合いができる場所を提供することが目標です。この時，忘れてはならないことは，部屋の広さです。面接に参加する全ての人たちが，個人のスペースを確保できる，つまりすし詰め状態にならないような部屋を用意する必要があるでしょう。

　参加者たちの椅子と椅子の距離は，くっつき過ぎず，かつ，何かの際には，隣の人に触れられるくらいに配置できると理想的です。

　一方，あまりに広すぎる空間（部屋）は，かえって，不安感を喚起してしまうものです。そのため，集中して話し合いに参加できないこともありますから，その点も配慮したいところです。

　しかし，全ての病院に，面接のための恵まれた環境が用意されているわけではないでしょう。その中にあっても，あなたの患者さんやご家族に対する配慮やその想いは，必ず，患者さんやご家族に伝

わるものです。

　物理的環境調整は，可能な限り努力する必要がありますが，仮に，満足な環境を提供できなかったとしても，あなたの『努力』そのものが，患者さんとあなたの関係を良好にしていくのです。大切なことは，患者さんに対する，あなたの暖かい気配りの気持ちです。

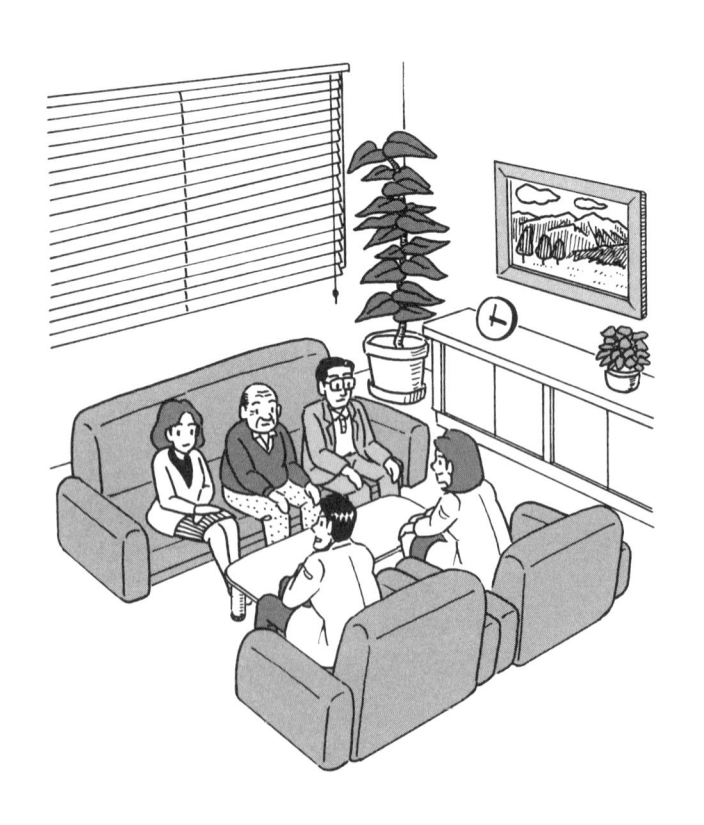

コミュニケーション・スキル 3
『傾聴』のための技術

◆『傾聴』する
  <『聴く』ことを意識する>
  - 患者さんの方向へ,体あるいは顔を向けて話を『聴く』。
  - 患者さんの立場に立って話を『聴く』。
  - 話された内容は,あなたの価値観や,あなたの立場で評価しない。

◆雰囲気作り
  <話しやすい雰囲気作りへの努力>
  - 時間的な焦りの気持ちを表出しないように努める。
  - ゆっくりとした動作でうなずく。
  - 柔らかい口調であいづちをうつ。

患者さんの話を聴きましょう

　次に『聴く』というスキルについて考えてみましょう。
　単純に,耳から音や声を感じ取るだけのときには,『聞く』を使います。これに対して,『聴く』という状況では,話された内容を十分に理解し,さらに,話の背後にある感情に共感することが必要となります。
　医療スタッフとして,治療的関わりの中で,患者さんやそのご家族の話を『聴く』場合には,さらに『聴く』ための技術が必要となります。

『聴く』ために最も重要なスキルは，相手の考えや立場に立って話を『聴く』ということです。

　日常，私たちが人の話を「きく」場合，その多くの場面では，相手から話されたことがらを，自分の考えや価値観に照らし合わせながら，理解しようとするでしょう。しかし，治療的関わりの中では，まず，相手の立場に立って『聴く』ことが必要となります。つまり，患者さんの見方，患者さんの価値観から，その話が，彼らにとって，どのように理解され，どのような意味をもつのかを知ることに努めなければなりません。

　体のだるさ，吐き気，発汗を訴えて，何度も受診してくる患者さんがいたとします。何度検査をしても，身体的には，どこにも異常は見つかりませんでした。この患者さんに，「今回の検査では問題となるところはありませんでした」と伝えることは必要なことです。しかし「あなたの訴えは，気のせいです」と言うのはどうでしょうか？

　「気のせい」と理解したのは，単にあなたの考えです。患者さんの立場に立って話を聴くのであれば，それは「気のせい」ではないのです。

　患者さんが「だるい，ムカムカする，異常に汗がでる」と感じ，その苦痛を訴えているのは事実なのです。

　もし伝えるのであれば，「内科的検査の結果は異常ありませんでした。しかし，あなたが，体のだるさや吐き気，さらに汗の症状で困っているのは確かでしょう。これらの症状は，体の病気以外でも現れてくることがあります。例えば，ストレスや不眠などもその原因のひとつと言えます。しかし，いまの症状が，そうした原因によるものかどうかは，私には判断できません。専門の先生は，精神科

や心療内科の先生になります。私は，それらの専門の先生方と一緒に，あなたの症状を診ていきたいと思うのですがいかがでしょうか？」という伝え方はどうでしょうか？

あなたの説明に，「先生は私の症状や辛さを，十分に理解してくれない」と感じた患者さんは，きっと「十分に理解してもらう」まで，何度でもあなたの外来へ，その症状の説明にやって来るでしょう。

話しやすい雰囲気を作りましょう

医師をはじめ，全ての医療スタッフは，毎日たくさんの仕事に追われ，とても忙しい状況にいます。そのため，知らず知らずのうちに，焦りの気持ちが，動作や言動に現れてしまうことがあります。面接中に，不必要に時計を見たり，パチパチとボールペンをノックさせるなどの動作は，患者さんを焦らせ，話しやすい雰囲気を損なってしまうものです。こうした動作は，ときに癖として，本人が気づかぬうちに現れていることがありますから，他のスタッフにチェックしてもらうことも必要でしょう。

どんなに忙しい状況でも，プロとして，焦りの気持ちを表出しないように努めたいものです。患者さんの話には，ゆっくりとうなずき，忙しいと感じる時ほど，十分な間（ま）をもって対応することが大切でしょう。

スタッフの焦りの気持ちは，すぐさま患者さんに伝わるものです。そして，患者さんも焦り，まとまりを欠いた話しが長々と続いてしまうことも少なくありません。しかも，同じ時間を費やすのであれば，ゆとりのある雰囲気での面接や，診察のほうが，患者さんの満足度が高くなることは言うまでもありません。急がば回れです。

コミュニケーション・スキル 4
『共感』のための技術

◆『共感』する
 <『共感』するとは？>
  - 患者さんの置かれている環境や状況，さらに心身の状態についての情報から，現在の感情を推測する。
  - 必要に応じて「今，何か不安なこと，心配なことはありませんか？」などの質問から，状況の確認をする。
  - 患者さんの言葉の背後にある，感情に焦点を当てる。

◆『共感』の技術
 <『共感』したことを伝える>
  - 患者さん，ご家族の辛い想いには，「とても，辛いことです」「ひどく，驚かれたことと思います」と，感情を込めて伝えるようにする。
  - 共に，今の状況に向かっていく同志であることを伝える。
   「これからは(も)，我々スタッフと共に，一番良いと思われる方法を考えて行きましょう」。
   「我々はいつでも，○○さんと一緒に，今を乗り切って行くことを望んでいます」など。
  - ときに，黙って，その場の緊張や悲しみを共有することも，共感を示す大切な技術となる。

内容理解と感情理解

多くの患者さんは，医師に対して，最善の治療技術と，人として

のより良い関係，つまり，十分なコミュニケーションの技術を期待します[8]。そして彼らは医師に，病気，病状についての情報と共に，それらに伴う感情を伝えたい，理解されたいと願います。

このように，患者さんの話の中には，内容と感情のふたつの側面があります。医師として，治療者として，患者さんとのより良いコミュニケーションを求めるならば，内容理解と感情理解の作業を同時に行うことが必要となります。

医療現場では，多くの場合，内容の理解が優先されます。例えば，「お腹が痛い，吐き気がする，熱がある」といった内容，あるいは情報から，病名や状態を知ろうとします。もちろん，これはとても大切なことです。しかし，その言葉の背後には，同時に，さまざまな感情が隠れているものです。それは，苦しさや悲しさであったり，あるいは，嬉しさ，楽しさだったりするかもしれません。

患者さんは皆，主治医に対して，「できるだけ正確に自分の状態を分かってもらいたい」と願っています。また，同時に彼らは，医師が，彼らの言葉の裏にある，さまざまな感情の存在にも気づいてくれることを望んでいるものです。

もし，あなたが患者さんに，「こんなに強い痛みと，吐き気が夜じゅう続いていたなんて，さぞかし不安だったでしょう」と，一言伝えることができたなら，患者さんはあなたに，安心と信頼を感じることでしょう。そして，その一言が，あなたと患者さんとの関係を，より良好なものにするでしょう。

患者さんの感情を理解する時に重要なスキルは，『共感』的に理解しようとするスタンスです。

ところで，『共感』するとはどういうことでしょうか。

『共感』とは，対人関係の，主に感情に関して生ずる過程です。

さらに，その感情は，他者から自分に伝えられるものをいいます。

　もう少し，分かりやすくたとえてみます。ひとりの患者さんが，ある感情を経験しているとします。その感情には，楽しさ，うれしさ，憂うつさ，不安など，いろいろなものがあるでしょう。そして，あなたがその患者さんの感情を認知し，また同じような状態を感じたとします。しかもその時あなたが，自分の中に生じているその感情と同じ種類の感情が患者さんの中に起こっている（であろう）と認知できたなら，その状態が，『共感』ということになります。

　この『共感』のスキルを，コミュニケーションの中で，より効果的に使用するためには，あなたが『共感』していることを，患者さんに伝える必要があるでしょう。例えば，「とても辛いことです」，「ひどく驚かれたことと思います」など，感情を込めた言葉掛けをすることは，ひとつの方法でしょう。

　あるいは，患者さんやご家族の，言葉にならない気持ちに共感したあなたが，その張りつめた重苦しい時間を，彼らと共に過ごすこと，ただ傍で見守ることもまた，『共感』を伝えるための大切なスキルとなるのです。[9]

　患者さんの話を『聴く』とき，『共感』的に理解しようという気持ちを，頭のどこかに置いておくことは，より良いコミュニケーションのための，有効な手段となるでしょう。

コミュニケーション・スキル 5
『解釈』のための技術

◆**話の解釈**
　<話された内容を解釈する>
- 「患者さんが伝えたいことは何か」という点に焦点を当てて解釈をする。
- うまく焦点が定まらない時は,「何が,そうさせているのか」について考える。
- ときに,「あなたのご心配な点は,××ということでしょうか」と確認することも,正確な解釈のために有効な技術となる。

◆**共通の理解**
　<解釈された内容を伝える>
- うなずきやあいづちを用いて,患者さんの話を理解したことを伝える。
- 患者さんから得た情報を,言葉にして伝える。
- 患者さんが使う特徴的な表現方法があれば,それらを交えながら解釈する。
- 患者さんの話をまとめ,ひとつのノンフィクションの物語を作る。

☆一度で,正確な解釈ができなかったとしても,焦る必要はありません。あなたが解釈した内容を伝えた時の,患者さんの反応(非言語的な反応を含む)を手がかりにして,修正をしていくこと自体が,患者さんとの有効なコミュニケーション・スキルとなるのです。

患者さんの話の解釈をしましょう

さて、『傾聴』ができるようになったなら、次に、患者さんから語られた話の内容や感情を整理して、相手に返していく技術を身につけましょう。

ところで、悩みを持っている人が、その悩みを一番良く分かっている人というわけではありません。むしろ自分のことは、自分が一番分からなかったりするものです。また、だれもが上手に自分のことを話せるものでもありません。

まず、「患者さんが、今あなたに伝えたいことは何か？」というところに焦点を当てて、話された内容や感情を整理してみましょう。

すでに、『傾聴』という作業を開始した段階から、「患者さんは、今、何を、あるいはどんな感情を、ここで伝えようとしているのだろうか？」ということを意識しながら、話を聴いていくと、この話の整理は、それほど難しいものではなくなります。

「そんなこと当たり前だ」と、流さないで下さい。患者さんの話を聴きながら、常に、この『意識』を保つことは、決して簡単なことではありません。とにかく、常に意識することが大切なのです。

さて、次に必要な技術は、まとめた話を、患者さんに返すスキルです。

タイミングの良いうなずきやあいづちをストロークといいますが、このスキルも、話し手に安心感を与えるでしょう。主にこのストロークは、患者さんの話を聴いている合間に使うと、効果的なスキルとなるでしょう。つまり、「私は、あなたの話に興味を持って、集

中して聴いています」というメッセージになるからです。

　そして，さらに，患者さんの話をまとめて，言葉にして返していくことで，患者さんは，自分の話が理解されていることに，より強い安堵を感じるようになるでしょう。

　あなたが患者さんの話から得た情報を，まとめて伝えてみましょう。

　「○○さんは，いま××という症状で困っているのですね。それは，×日(月・年)前から，発作のように突然現れるのですね……」と，いうような感じでよいでしょう。

　難しく考える必要はありません。患者さんの話をまとめて，ひとつのノンフィクションの物語を作っていくのです。

　あるいは，「発作の続く状況で，何か大きな病気が隠れているのではないか，と不安な気持ちでいるのですか？」というように問いかけることで，患者さんが，どのように病気を認識しているかを知ることができるでしょう。

　またこの時，患者さんから返ってくる言葉だけでなく，表情や動作などを一緒に観察することによって，その認識レベルをも知ることができるはずです。

コミュニケーション・スキル 6
『情報収集』のための技術

◆**情報収集**

　＜効果的に情報を得る＞

- まず，患者さんの話の中にある，「受診目的」を明確にする。
- 情報を得ようとする時，とくに話を切り替える必要がある場合には，「必要な情報を得たい」気持ちを，必ず患者さんに伝える。
- 一度に，全ての情報を収集しようと焦らない。今日の時点で最も必要な情報に焦点を当てて傾聴する。

◆**状況の判断**

　＜患者さんの様子を評価する＞

- 話のまとまりがつかない患者さんには，こまめに話の内容をまとめて返していく。
- 不安が強い患者さんには，話させ過ぎることで，さらに不安感を募らせないかどうか評価する。
- 患者さんの体調に配慮する。

☆話の流れを変えるときや，患者さんの話を一時停止させるときには，必ずその意図を言葉で伝えるようにします。そうすることで，より良いコミュニケーションを保ちながら，診察に必要な情報を収集することができるようになります。

診察のために必要な時間とは……

　慣れないと，診察に不必要に長い時間をかけてしまうことがあります。とくに，「傾聴しなくては」と気負うあまりに，診察室から出てきた患者さんはヘトヘト，あなたは，数人の患者さんの診察で，すでに体力が消耗しきってしまったなどということになっては困ります。

　診察は，患者さん任せのペースで全てが進んでしまうと，十分な情報が得られないまま，時間ばかりがたってしまうことが少なくありません。もちろん，あくまでも患者さんの立場に立って，『傾聴』することは基本です。

　しかし，多くの診察場面では，今後の診断と治療に必要な情報を得，必要な検査や治療法を選ぶことが最大の目的となりますから，ある程度，治療者が系統だてて話しを聴いていくことも忘れてはいけません。

　この時，先にも述べたように，「患者さんは，今，どんな内容を，あるいは，どんな感情を，ここで伝えようとしているのだろうか？」ということを意識しながら『傾聴』していると，話を一時停止しても不自然とならない『間（ま）』や，話の方向を修正するタイミングが見えてくるものです。

　あるいは，「お話になっている途中ですみません。私は，あなたの病気を診断するために，さらに，これからの治療方針を立てるために，少し違った角度からも情報が欲しいと思うのですが，いくつか，私の方から質問させて頂いてもよろしいでしょうか」と，ありのまま伝えてみてはどうでしょうか。

また、「話させ過ぎる」ことで、不安が増強される患者さんも少なくありません。こうした患者さんの訴えは漠然として、まとまりが悪くなっているものです。さらに、自分に対して自信がもてない状態にもあるでしょう。そのため、長い時間話させてしまうことで、「先生に、訳の分からないことを言ってしまった。やっぱり自分は、だめな人間なんだ」と、不全感を持ちやすくさせるかもしれません。
　「〇〇さん、今お話していただいているところですが、ここで少し話をまとめてみましょう」。あるいは、「〇〇さんは、今、さまざまな症状から、不安感をも強く感じているようです。少し私の方から質問しますので、それで話をまとめていきましょうか」と、提案してみるのはどうでしょうか。

コミュニケーション・スキル 7
『情報開示』のための技術

◆ 『情報開示』前の検討項目
 <『開示』に当たって検討すること[10]>
  - 患者さんの,『告知』への希望を確認する。
  - 患者さんの,病気・病状への理解度を確認する。
   「現在の状況を,どのように感じていますか?/理解していますか?」
  - 患者さんの認識に,現状との大きな隔たりが観察される場合は,その修正を試みる。この場合,焦らず時間をかけることを心がける。
  - 患者さんの話し方,反応様式から,問題解決能力を評価し,『伝え方』を検討する。

◆ 『告知』時の留意点
 <いかに『開示』をするか>
  - いかなる病名・病状の『開示』であっても,患者さんの身になって慎重に行う。
  - とくに深刻な内容を扱う際には,プライバシーの確保に努める。
  - 病状についての『開示』は,患者さんの反応を評価しながら段階的に行う。
  - 『告知』後の,患者さん・ご家族の反応に注意し,辛い状況に十分に共感する。
  - 無言,涙の場面では,励ましの言葉をかけるより,ともに緊張と悲しみの時間を過ごすように心がける。

患者さんの心の準備状態について知る

どのような病気であっても，患者さんにその病名，病状を伝えるに当たっては，慎重，かつ相手の身になった『開示』を心がけなければなりません。[11]

患者さんの多くは，何かしらの病気を心配して受診してくるものですが，現状に対する患者さんの認識度や，病気への理解度は，その知識量や，さらにその時の心理状態によっても違ってくるでしょう。また，全ての患者さんが，病気に対する詳しい説明を医師に望んでいるとは限りません。

ですから，患者さんが，この段階で，どの程度，病気や検査結果，さらに治療方法について，知りたい，理解したいと望んでいるのかについては，何度も確認することが必要となります。

ひとつの方法として，患者さんに「ご自身の体の状態，あるいは，お伝えした病名について，どのように感じていますか？」と質問してみることもできるでしょう。この質問への患者さんの反応の仕方，話の内容から，現在の心理状態や，認識のレベルを推測することができるでしょう。

さらに，「今後，病状や治療方法について，どの程度知りたいと思っているか」，あるいは「家族のどなたを中心に，病気の話をしたら良いのか」ということについても，ありのまま，患者さんご本人に尋ねてみることも必要でしょう。

ただし，焦りは禁物です。病状への過度な不安から，混乱を来しているような時は避けるべきでしょう。[12] 不安のために被害的感情状態に陥っている患者さんにとって，これらの質問は「今後，必ずや悪い知らせをしますから，その準備をして下さい」とのメッセー

ジとして，解釈されるかもしれません。

　とくに，悪い知らせが予測される患者さんに対しては，どの段階まで病気・病状を「開示」すべきかというだけでなく，「心の準備状態」についても，治療経過の中で，患者さんの反応をみながら，段階的に評価していくことが重要でしょう。

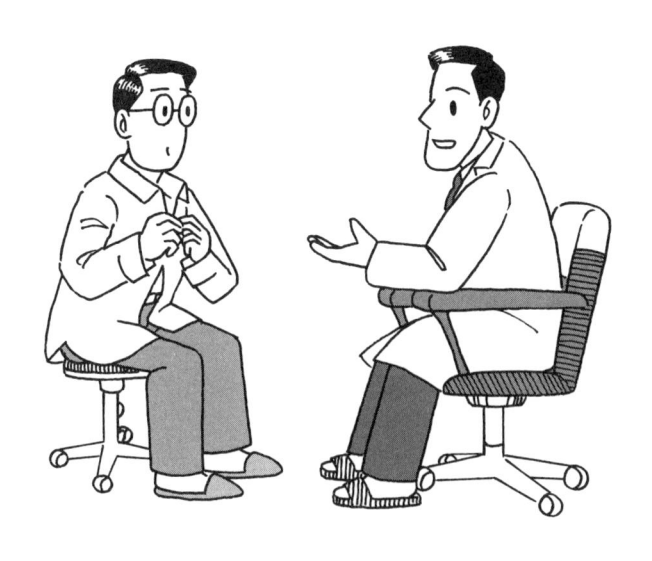

コミュニケーション・スキル 8
『ネガティブな感情受容』のための技術[13]

◆否定的な感情の受容
　＜患者さんの感情を理解する＞
- 患者さんの，今の心理的状況を評価する。
- 専門用語を避け，患者さんや，ご家族が十分理解できる言葉で話す。
- 患者さん，ご家族にとって，あなたが重要な存在であることを常に意識する。
- 患者さんの否定的な言動に巻き込まれず，表出されている感情の原因に注目する。
  「なぜ，このような言動が出るのか」に注目する。
- 信頼し，安心できるあなただから向けられる，ネガティブな感情もあることを知る。

◆自己査定
　＜自分の評価を忘れない＞
- 分からないこと，知らないことに正直になる。
- 患者さん，ご家族から教えられたことには，感謝の気持ちを十分に表現する。
- 自分の能力を超える状況では，速やかに，先輩の医師や，他のスタッフに応援を頼む。

あなたの使う言葉の重さ……

患者さんの多くは，医療者の言葉に，特別の重さを感じているも

のです。[14)]

　あなたは1日に何人，何十人の患者さんや，そのご家族と話をすることでしょう。しかし，患者さんは違います。彼らには今日のあなたとの話は，特別で，意味深い出来事として認知されるのです。

　また，あなたの何気ない言葉やしぐさ，あるいは良かれと思った提案でさえも，知らぬうちに，相手を傷つけていることがあるものです。

　とくに，不安や緊張感が高まった状況にある患者さんやご家族は，自己中心的，被害的な解釈をする傾向があるものです。

　「シバリングですね」と言ったつもりが，「縛られるんだ」と理解されたり，「悪寒が来ています」という言葉に，「お棺が来てしまった。いよいよ自分もだめなんだ」と，解釈されたなどという，笑い話のような出来事が，現場では，実際に少なくないのです。

　また，あなたがご家族に，患者さんの状態が安定してきていることを伝えたつもりで，「患者さんへの面会は，頻繁でもかまいませんよ」と言った言葉が，「先生は，家族が見舞っていないことを責めているんだ。冷たい家族だと思われているに違いない」と，解釈されるかもしれません。

　さらに，あなたが友好のために使った親しげな言葉使いに，ある患者さんは，「患者を馬鹿にしている」，「医者だと思って，威張っている」と反応するかもしれません。

　患者さんとの良好なコミュニケーションのためのスキルを身につけたいと思っているあなたは，常に，「今，患者さんにとって，何が一番重要なのか」，あるいは「患者さんに充実した生活を送ってもらうためにはどうしたら良いか」ということに敏感な方でしょう。そして，なるべく早くそれらに気づき，的確な対処をしたいとも願っているでしょう。しかし，そうした誠意に満ちたあなたの言葉で

あっても，時には相手を傷つけていることもあるのです。

　だからといって，話すことに臆病になることはありません。ただ，そうした状況もあるのだということを，常に頭においておくことが大切なのです。

自分自身の無知を恐れない……

自分の無知を恐れないようにしましょう。

　患者さんにとって，1年目の医師も，20年目の医師も，医師は医師に違いはないのです。ですから，なりたての医師に対しても，当然，患者さんは，専門家としての，十分な説明を期待するでしょう。

　これからのあなたの臨床経験は，あなたに，たくさんの知識と対処法を教えてくれるでしょう。それでも，知らないこと，対処できないことは誰にでもあるものです。

　もし自分の知らないことを，患者さんから教えられたなら，「ありがとうございます」と，感謝の気持ちを添えて答えるのも，患者さんとのより良い関係を形成するための，大切なスキルとなるでしょう。

　また，もし自分の知らないことを質問されたなら，「すみません。今は分かりません。すぐに調べてみます」と，素直に伝えることも同様です。

　決して知ったかぶりなどしないことです。あなたが，「全てを知っていなければ」と不安を感じるとき，私は「やってあげる人」，患者さんは「やってもらう人」といった，不平等な関係に陥っていないかを，反省してみる必要があるでしょう。

そういう一方的で不平等な関係に，患者さんはとても敏感でいるものです。

 逆説的に聞こえるかもしれませんが，自分の無知を素直に受け入れることは，コミュニケーションのための重要なスキルでもあるのです。

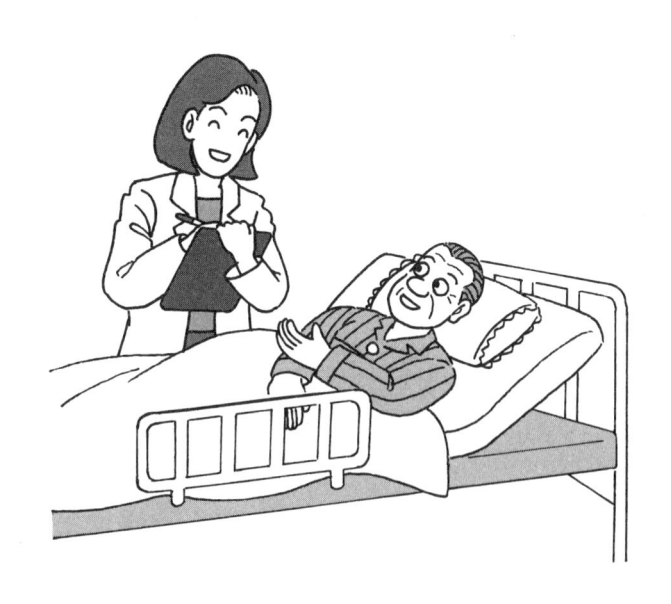

コミュニケーション・スキル 9
『修正』のための技術

◆**共通認識**

＜患者さんとの認識の隔たりを埋める[15]＞
- 面接の合間や，終了時点で質問を受け付ける。
- 質問は「どんなに細かいことでもよい」ことを伝え，患者さんの遠慮の気持ちをほぐす。
- 患者さんの感情状態について質問する。「今日の診察は，さらにあなたの不安を強くしてしまったでしょうか」など。

☆何の質問も出ない患者さんの場合，不安が強すぎて，診察の内容が全く理解されていないことがあります。そのため，次回の診察時に，すでに十分伝えたはずの事柄について質問されることもあるでしょう。「何度も同じ質問をする患者」と評価する前に，患者さんの感情の状態を観察してみましょう。

患者さんの理解度を確認しましょう

　診察の最後に，質問の機会を持つことを忘れてはいけません。「最後に何か質問はありませんか？」，「どんなことでもかまいませんよ」と，聞いてみることです。

　この質問は，患者さんにとって，「今日の時点で，何か重要なことを話し忘れてないか」と，確認する機会になるのと同時に，スタッフにとっても，その質問の内容から，患者さんの理解度を推測することができるからです。

十分に伝わっていると思っていたことが，実は，ほとんど理解されていなかったりすることは，決して珍しいことではありません。また，全く違った解釈をされていることに気づくことさえあります。
　例えば，あなたが病気の原因について，一所懸命に説明した直後に，「先生，ところでこの病気は，なぜ起こったのですか？」と聞かれるかもしれません。こんな時，「全く，今まで何を聞いていたんだ！」とすぐにカッとせずに，「なぜ説明したことが，この患者さんには十分に理解されなかったのか」という視点に立って，考えてみるといいでしょう。きっとそこには，今後の治療の中で必要となる，重要な情報が隠れているはずです。

　臨床現場において，できる限り正確かつ，分かりやすく情報を伝えていくことの大切さについては，今さら言うまでもないでしょう。それに加えて，相手の理解の程度や，理解の方法を確認し，必要に応じて早めに修正できる機会をもつことも，とても大切なことなのです。
　こうした地味な作業の積み重ねが，患者さんやご家族とのコミュニケーション・ギャップを埋め，医療への信頼感，ひいては治療成績を上げることにもつながるはずです。

コミュニケーション・スキル 10
『謙虚になる』ための技術 ―チーム医療―

◆**チーム医療**

<チーム医療の機能>

- リエゾン・カンファレンスの意義

①	同時性	多職種からの報告が同時に全てのスタッフに伝わる。
②	伝導性	治療方針などが同時に伝わるため一貫性が得られる。
③	定期制	早期発見やフォローアップ収などに有益である。
④	脱階層性	各職種は心理社会的な事柄には等距離にある。

(保坂 隆「リエゾン精神医学講座」第 17 巻 pp 15 より)[16]

- 患者さんをひとりの人として，全体的・統合的にとらえていくことの重要性
- 「燃え尽き」への制御システム

<医療チームのモデル>[17]

- チームモデル

```
  ┌─────────────────┐
  │   医師・看護婦      │
  │ その他の医療従事者   │  ⟷   ( 疾患 )
  │ 患者・家族・親戚・友人 │
  └─────────────────┘
```

- 誠実で謙虚な態度

チーム医療の機能

　昨今の医学の専門化や，医療の細分化に伴う弊害を解決するために，「チーム医療」の必要性がことさら重要視されてきています。

　さらにここでは，「患者―医療者間のより良いコミュニケーション・スキル獲得のための援助システム」という視点から，この「チーム医療」を考えてみたいと思います。

　医師に多大な責任が課せられる現況の医療体制の中で，患者―医療者間の，より良好なコミュニケーション，あるいはその関係性を追求しようとすればするほど，医師の疲労は計り知れないものとなるでしょう。それは，やがて「燃え尽き(burn out)」につながることともなりましょう。

　しかし，コミュニケーション・スキルは，患者さんが「医師に求める重要な技術」[18]でもあり，さらに患者さんとの良好な関係は，「医師の満足度に関連する因子」[5]でもあるようですから，この患者―医療者関係の良好なコミュニケーションの追求は，諦めてしまうわけにはいきません。

　医療が細分化され，その中での専門性を追求するようになると，当然，患者さんをひとりの人間として，統合的にとらえていくことが難しくなるでしょう。これでは，充分なコミュニケーションが図れないばかりか，コミュニケーションそのものが，無用なものとなってしまいます。

　さらに，医療者の「燃え尽き」を回避するためには，コミュニケーション・スキルを，いかなる方法で身につけていくか，さらに，問題をひとりで無用に抱え込まないためにはどうしたらよいか，といった制御システムが必要となってくるでしょう。こうした観点か

らしても、「チーム医療」的アプローチは、不可欠なものといえるのです。チーム医療に関しては、第3章7節で詳しく解説します。

コミュニケーションとしての文字

　コミュニケーション手段のひとつとして、文字の大切さを忘れてはいけません。とくに、チーム医療において、この文字コミュニケーションは、より重要な機能として働くことでしょう。

　病院に勤務するスタッフは、職種によって、勤務時間にシフトがあります。また、救急患者さんの発生などによって、チーム・カンファレンスに参加できないスタッフもいるでしょう。ですから、カンファレンスで話し合われた内容は、必ずカルテに記載し、そこに参加できなかったスタッフとも、話題を共有できるようにしなければなりません。

　その場合、話し合われた内容を明確に書きとめることは言うまでもありませんが、さらに重要なことは、誰もが読める文字で記入することです。文頭に記したように、ここで強調されるのは、コミュニケーション・スキルとしての文字の働きです。とくに、カルテに記載される内容は、個人の覚え書きメモではありません。それは伝達や共有を目的としたものですから、誰もが、同じように理解できるものでなければなりません。

　ときに、個性的な文字が、医療事故を招くことがあります。病院の中には、極めてよく似た名前の、全く違う作用をもつ薬がたくさんあります。そうした薬に出合い、「ヒヤッ！」とした経験はありませんか？

　コミュニケーションのための文字は、決して美しいものである必要はありません。しかし、『誰もが読める、誰もが共通に理解でき

る文字を書くこと』を，常に意識する必要があるのです。

謙虚な姿勢とその意識

　医療チームの中には，医師や看護スタッフだけでなく，さまざまな職種の者が含まれます。

　この「医療チーム」についての従来の考え方は，医療者サイドの連携が基本でありました。もちろん，このモデルも状況に応じて，重要なモデルとなりえましょう。しかし，ここに新たなモデルとして，医療者と患者さん，ご家族の全てを包含した医療チームの概念，つまり，「患者・家族・親戚・友人らも医療チームに加わり，疾患に一丸となって立ち向かっていくモデル」[19]が提唱されています。

　医療チームの中で，さまざまな立場にある者同士が連携をとろうとする場合，当然，チームをマネージメントする者の存在は，必要不可欠となってきます。

　現在わが国では，「医行為」に関する一切の責任は，医師に任されています。つまり「人体に危害を及ぼし，または及ぼすおそれのある行為」に関する医学的判断や技術の施行は，医師が責任をもって行わなければなりません。こうした状況において，チームのマネージャーとしての役割を担うのは，現在のところ医師が適任ではないかと考えます。

　しかし，このような立場にあっても，いえ，だからこそ医師は，他職種から伝えられる治療に関する評価や意見に対して，注意深く，かつ謙虚な姿勢を保つ必要があるのです。

　例１：「先生が昨晩処方した眠剤を服用した後，患者Ａさんの状態がかえって悪くなったように見えるのですが」と，看護スタッフ

からの報告を受け、「看護婦が薬物のことに口をはさむな！」と、怒鳴る医師が担当するAさんは、せん妄のために夜間に全てのラインを抜去した。

　例2：せん妄に関する知識の乏しい医師が、「患者さんが、ご家族に暴力を振るうことは決してありませんから、安心して付き添って下さい」と説明した直後に、妻は腫れ上がるほどに顔を殴られた。

　こうした例をくり返すことは許されません。ときに、医師としての威厳ある態度は、患者さんやご家族に多くの安心感を与えるでしょう。しかし、医行為の責任者として、誠実であること、そして謙虚な態度は、さらに重要な心構えではないでしょうか。そしてこれは、コミュニケーションのための、最も重要なスキルでもあるのです。

3 医行為

　ここでもう一度,「医行為」というものについて考えてみましょう。ご承知の通り,医師法に規定された概念で,「医師の医学的判断及び技術をもってするのでなければ,人体に危害を及ぼし,または及ぼすおそれのある行為」と定義されています。

　つまり,病気の診断や治療のために患者さんの体に触れたり,針を刺したり,メスで切ったりする行為は,医師だけに独占的に与えられている行為であり,それ以外の人が勝手にこれらの行為を行った場合には,傷害罪などの罪に問われる,ということを医師法は規定しています。

　ここでいう「人体への危害」という概念は,身体的なものに限らないでしょう。昔は,「人体」といえば専ら体だけで,精神は除外されたものですが,現代医学は,心も体も統合的・一体的に捉えていこうという心身一元論の方向に向かっています。

　医師のコミュニケーションの技術が,患者さんの感情や態度に多くの影響をもたらすことは,これまでに述べてきた通りです。言い換えれば,患者さんとのコミュニケーションとは,治療に影響を与える行為,「人体に危害を及ぼすおそれのある行為」であり,「医行為」に含まれるものと解釈しても過言ではないでしょう。

　患者さんとのより良いコミュニケーションを志す人には,そのような緊張感と仕事への誇りをもって,コミュニケーション技術についても専門的なトレーニングを積み重ねて頂きたいと思います。

あなたが身につけたコミュニケーション・スキルは，必ずやあなたと患者さんとの間に，良好な関係を築くことでしょう。そして，何よりも，あなたの医療技術を発展させ，医療全体の質を向上させるであろうと，私たちは確信しています。

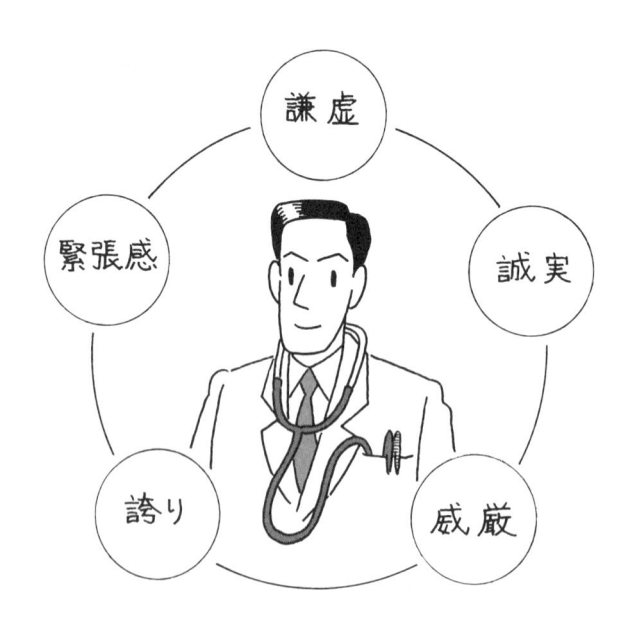

引 用 文 献

1) Korsch BM, Negrete VF. Doctor-patient communication. Sci Am 1972; 227: 66-72
2) Maguire P. Can communication skills be taught? Br J Hosp Med 1988; 27: 1139-45
3) Consensus statement from the Workshop on the Teaching and Assessment of Communication Skills in Canadian Medical Schools. Can Med Assoc J 1992; 147: 1149-50
4) Heavey A. Learning to talk with patients. Br J Hosp Med 1988;39: 433-9
5) Ramirez AJ, Graham J, Richards MA, Cull A, Gregory WM, Leaning MS, et al. Burnout and psychiatric disorder among cancer clinicians. Br J Cancer 1995; 71: 1263-9
6) Hall JA, Roter DL, Katz NR. Meta-analysis of correlates of provider behavior in medical encounters. Med Care 1988; 26: 657-75.
7) Baile WF, et al. Communication skills training in oncology. Cancer 1999; 86: 887-97
8) Wiggers JH, Donovan KO, Redman S, Sanson-Fisher RW. Cancer patient satisfaction with care. Cancer 1990; 33(39: 610-6)
9) Kübler-Ross E: On Death and Dying. Macmillan, New York(1969) —川口正吉(訳): 死ぬ瞬間. 読売新聞社, 東京(1971)
10) 柏木哲夫(監修): ターミナルケアマニュアル第3版; 238-42. 最新医学社, 大阪(1992)
11) Brown JB, et al. Effect of clinician communication skills training on patient satisfaction. Ann Int Med 1999; 131: 822-9
12) Girgis, A et al. Breaking bad news: Consensus guidelines for medical practitioners. J Clin Oncol 1995; 13: 2449-56
13) Cohen J. Diagnosis and management of problem patient in general practice. JR Coll Gen Pract 1987; 37-51
14) Maguire P. Improving communication with cancer patients. Euro J Cancer. 1999; 35: 2058-65
15) Maguire P, Faulkner A. How to do it. Improve the counseling skills of doctors and nurses in cancer care. BMJ 1988; 297: 847-9

16) 松下正明(総編):臨床精神医学講座17　保坂 隆:総合病院における精神科医，コメディカルの役割，中山書店，東京(1998)
17) 保坂 隆: サイコオンコロジーにおける医療チームモデル．癌と宿主 8: 90-4(1996)
18) Wiggers JH, Donovan KO, Redmon S, Sanson-Fisher RW. Cancer patient satisfaction with care. Cancer 1990; 66(3): 610-6

参 考 図 書

- 上島国利: 躁鬱病の臨床，金剛出版，東京(1983)
- Charles RK Hind: Communication skills in medicine. BMJ House, London(1997)
- 岡安大仁(監訳)，高野和也(訳):いかに"深刻な診断"を伝えるか，人間と歴史社，東京(2000)
- 柏木哲夫(監修):ターミナルケアマニュアル第3版．最新医学社，大阪(1992)
- 松下正明(総編):臨床精神医学講座17．中山書店，東京(1998)
- 保坂 隆: コンサルテーション・リエゾン精神医学の歴史，コンサルテーション・リエゾン精神医学の課題，岩崎徹也(監)，黒沢 尚，保坂 隆(編)，東海大学出版会，東京(1989)
- 町田いづみ: 臨床心理士仕事マニュアル．川島書店，東京(1999)17)
- 才藤栄一，渡辺俊之，保坂 隆(編): リハビリテーション医療心理学キーワード，文光堂，東京(1995)

第 3 章

コミュニケーション・スキル・トレーニング II

応用編

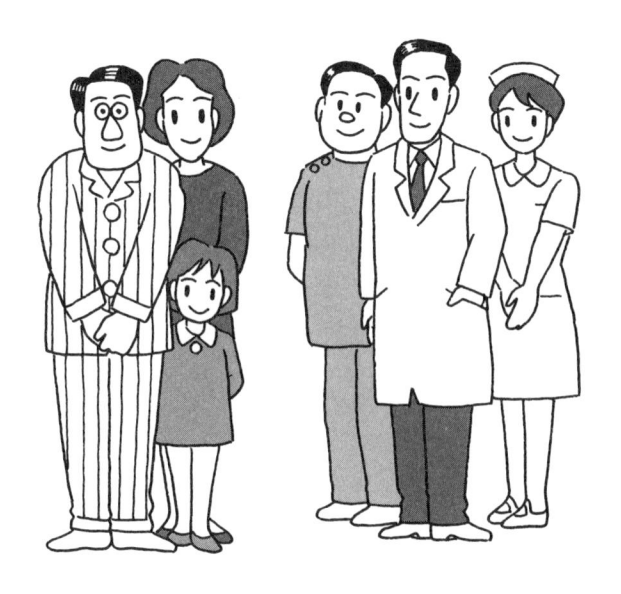

1 特殊な場面でのコミュニケーション・スキル

　臨床の現場では，実にさまざまな場面に遭遇します。その中には，例えば，がんをはじめとした告知の場面や，患者―医療者間に感情的なもつれが生じてしまった状況，さらに，自殺企図患者さんへの対応など，特殊で，かつ極度の緊張を強いられる場面も含まれてきます。こうした状況での，あなたのコミュニケーション・スキルは，いよいよ重要な意味をもってくるでしょう。

　また，チーム医療では，スタッフ間に，いかに良好なコミュニケーションを築くことができるかが，大きな課題となります。ここでも，コミュニケーションのためのスキルが，その力を発揮するでしょう。

　この章では，特殊な場面を具体的に提示し，そこから，コミュニケーションの技術を学んでいきたいと思います。

　あなたが，さらに多くの，患者さんとのより良いコミュニケーションのためのスキルを身につけたならば，それらはあなたに，さまざまな財産を与えてくれることでしょう。

　患者さんとのより良い関係は，あなたにより重要な情報を与え，あなたのより強い心の支えとなるでしょう。そして必ずや，あなたの治療技術は高まり，何よりも，あなたと患者さんとの治療時間は，より意味深く，より充実したものとなるでしょう。

2 リエゾン・カンファレンス

(1) リエゾン精神医学

　総合病院精神医学の重要な機能のひとつに，コンサルテーション・リエゾン精神医学があります。精神科医が他科からの相談を受けて助言する機能(コンサルテーション)と，もう少し他科と連携をとって，チーム医療に加わっていく機能を意味しています。

　この「リエゾン」という用語が，わが国ではどのように使われているのかを整理してみます。まず第1に，わが国では，「リエゾン」という用語が「コンサルテーション・リエゾン精神医学」と同じ意味で用いられたり，単なる略語として使われることがあります。

　次に，第2の意味での使われ方は，リエゾンが連携や連絡を意味することから，精神科医が患者さんだけでなく，患者―家族関係，患者―医療者関係，時には，医療者同士の相互関係を扱う機能として，「リエゾン」を位置づけている場合があります。精神科の診療はもともと，患者さんだけを診るのではなく，患者さんを取り囲む関係性も当然，考慮に入れるものですから，ことさらリエゾンと強調されるべきものではないと思われます。

　そして第3には，他科病棟に入院中の患者さんが精神症状を呈し，頻繁に診察し治療を加えたほうがよい場合には，「併診」というスタイルをとることが多くなります。他科の主治医や看護婦と，密接に連携して治療していかなければならないためか，このような診療形態をリエゾンと呼ぶこともあります。しかし，内科の患者さんを

眼科医が併診したとしても,「リエゾン眼科学」とは言わないことからも,それは正しい使い方でないことが分かります。

そして最後に,精神科医が特殊な病棟に常駐するか,定期的に回診をしたりカンファレンスなどに出席し,チームの一員として機能する場合に,「リエゾン」という用語が用いられている場合があげられます。この意味で「リエゾン」をとらえた場合,「コンサルタントが実際に火事を消す消防夫であるのに対して,リエゾン精神科医は火災を早期発見したり,未然に防ぐ消防検査官に相当する」といった比喩が理解しやすいかもしれません。

この形態は,わが国では一部の救命救急センターでみられるように,精神科医が常駐するという理想的形態で実践されている所もありますが,経済性を考えると普遍化はできません。ですから,リエゾンと言った場合には,精神科医が定期的に精神科的な要素が多い臨床科のカンファレンスに参加するというスタイルが,最も現実的ということになります。その場合,このようなカンファレンスを「リエゾン・カンファレンス」と呼ぶのが一般的です。

精神科コンサルタント　＝　消防夫

リエゾン精神科医　＝　消防検査官

---

(2) リハビリテーションにおけるリエゾン・カンファレンス

上述したリエゾン精神医学が,理想的に実践される領域がリハビリテーションです。その第一の理由は,理念の共通性です。障害者

を身体的，精神的，社会的，職業的，経済的次元においてとらえ，それらの「最大の回復」をゴールとするリハビリテーションの理念は，患者さんを生物学的，心理的，社会的(bio‐psycho‐social)な次元から全体的な人間としてとらえる精神医学の理念と共通しているからです。こうしたことから，リハビリ医療に携わる治療スタッフは，精神医学的な考えを受け入れる準備性を潜在的に持ち合わせているようです。

さて第二の理由は，治療構造上の特性です。リハビリテーションの現場は，多くのスタッフがひとりの患者に関わるチーム医療という点で，他の医療にくらべると特徴的であります。このため，情報交換の問題や，治療目標の問題が浮き彫りにされやすく，リエゾン精神医学の重要な役割のひとつである，連携を扱うという側面が有用になるからです。

東海大学大磯病院リハビリテーション科では，「リエゾン・カンファレンス」と呼ばれる，臨床カンファレンスが行われてきました。通常はリエゾン・カンファレンスは週に1回，約1時間かけて開催され，リハビリ患者さんをめぐる心理社会的問題が討議の対象となります。参加者は主には，そのケースを担当するスタッフとリエゾン精神科医で，ときに，医学生やリハ訓練士の研修生，他施設からの見学者などが参加してきました。

スタッフの中にケースを出したいという希望があれば，リエゾン委員(リハ医，PT，OT，ST，MSW，看護婦各1名から構成)に伝えられ，カンファレンスに提出されます。

司会は，ケースとは直接関係しないスタッフが持ち回りで担当し，カンファレンスは，あらかじめ配布されたレジュメに沿って，自由な発言形式で行われます。後日，リエゾン精神科医が，カンファレンスについてのサマリーをまとめ，スタッフに配布し，スタッフは

カンファレンスでの検討やサマリーでの情報を治療にフィードバックします。リエゾン精神科医は原則として患者さんには会いませんが，精神科治療が必要と認めた場合は，外来の精神科医に紹介します（現在では人的資源の関係で定期的ではなくなり形式も変わってきました）。

このリエゾン・カンファレンスが，リハビリテーション医療のチームワークと心理教育面に効果的なのは，以下の4つの特性によります。

① 同時性

カンファレンスでは，訓練室，病棟，家族内といったさまざまな場面での患者さんの行動が，各職種の立場から同じ時間内に報告されるので，患者さんの全体像が明確になります。こうした中で，スタッフが抱く患者さんの認識や，印象の違いが話し合われ，患者心理の否認や，過剰な思い入れなどが明確になっていき，背景にある逆転移（スタッフが患者さんから受ける心理的インパクト）の理解につながるのです。

② 伝達性

カンファレンスでは，短時間に複数のスタッフから情報が聞け，また逆に，一度に多くのスタッフに助言が伝わります。このことは，リエゾン精神科医にとっても，治療スタッフにとっても効率が良いことになります。

③ 定期性

カンファレンスは原則として週に1回，定期的に開催されるので，リエゾン精神科医の助言が，治療スタッフおよび，患者心理に与え

た影響を評価することができます。また治療スタッフは，常に心理的問題について意識させられることになり，精神科的問題の早期発見，予防につながります。

③ 脱階層性

　他の医療と同様に，リハビリ医療も医師が頂点に立って指示を出すピラミッド構造です。こうした中で，看護婦(士)，訓練士にとっては医師の指示が絶対的とみなされ，ときに，意見を言うことすらはばかられてしまうのが，日本の臨床の特徴でもあります。

　しかし，心理的問題については，リハビリ科医も，看護婦(士)も，訓練士も，等距離にあるために，こうした問題がテーマとなるリエゾン・カンファレンスでは，比較的自由に意見が言えるという興味深い現象が見られます。そして，普段の医療現場では，階層秩序に埋もれて見えてこないような心理的問題を，スタッフ同志で共有することが可能となるのです。

3 告知の場面

(1) 告知のスキルが意識されるとき

　日常診療の中で，コミュニケーションのためのスキルがとくに意識化されるのは，例えば，患者さんが不適応行動を起こした場面，あるいは，治療方針の決定が困難な状況で，患者さんとの面接を担当するような時でしょう。

　診断や治療方針の決定に関して，主体的に関与しなければならない医師にとって，患者さんやご家族への病気や病状の告知は，避けて通ることのできない場面となります。このように，より高い緊張が強いられる状況では，治療者のコミュニケーション・スキルが，より重要な技術として評価されることは言うまでもありません。なぜならば，それによって，患者さんやご家族の QOL (quality of life)，さらには，病気の予後にも大きく影響するであろうことが，容易に推測されるからです。

　告知といわれてすぐに思い浮かぶのは，がんの告知場面ではないでしょうか。医療技術の進歩により，がん治療は日々発展・進歩してきています。医療に従事する者同士の会話では，「治る癌」という言葉は，珍しいものではありません。他の慢性疾患同様に，早期発見されたがんは，すでに十分に完治する病気のひとつに数えられるのです。しかし，多くの人々にとって，がんのイメージは，いまだ死の宣告に等しいものなのです[1]。医師から「悪性腫瘍です」と言われたのちに，「よかった，がんでなくて」という患者さんは希

ならずいます。「がん」という病名は，同時に生命の予後を想像させるのかもしれません。このような現状の中，医学を専門とする教育者として，一般の人々に，がんの情報や対処法などを正しく伝えていくことは，大切な仕事のひとつといえるでしょう。

一方，臨床医として告知の問題を考える時には，各患者さんごとに，オーダーメイドの教育内容や告知方法などの工夫が重要となります。その際，病気に関する患者さんの知識量，認識の程度はもとより，告知されたとき，あるいは後の，患者さんの精神状態をも評価する必要があるでしょう。

がん患者さんの，病気受容に関する心理プロセスの重要性を，強くわれわれに示してくれたのは，キュブラー・ロス（Kübler-Ross）の『On Death and Dying』[2]といわれています。

これはあまりにも有名なものですので，簡単な説明にとどめておきます。

第1段階：「否認の段階」
第2段階：「怒りの段階」
第3段階：「取り引きの段階」
第4段階：「抑うつの段階」
第5段階：「受容の段階」

彼女の研究によれば，我々が，死に向かう時の心理的プロセスには，「否認」→「怒り」→「取り引き」→「抑うつ」→「受容」の5段階があります。もちろん，全ての人がこれらの5段階を経て死に向かうわけではなく，途中の段階，場合によっては「否認」したまま死を迎えることもあるとされています。

この研究は，とくに，死にゆく患者さんの心理に注目することの大切さを伝えたと同時に，ケアの一助として多いに役立つものであ

第3章 コミュニケーション・スキル・トレーニング Ⅱ 応用編　75

ります。しかし，第1章で述べたように，最初にこの「メジャー」が存在し，次に患者さんがいるわけではありません。

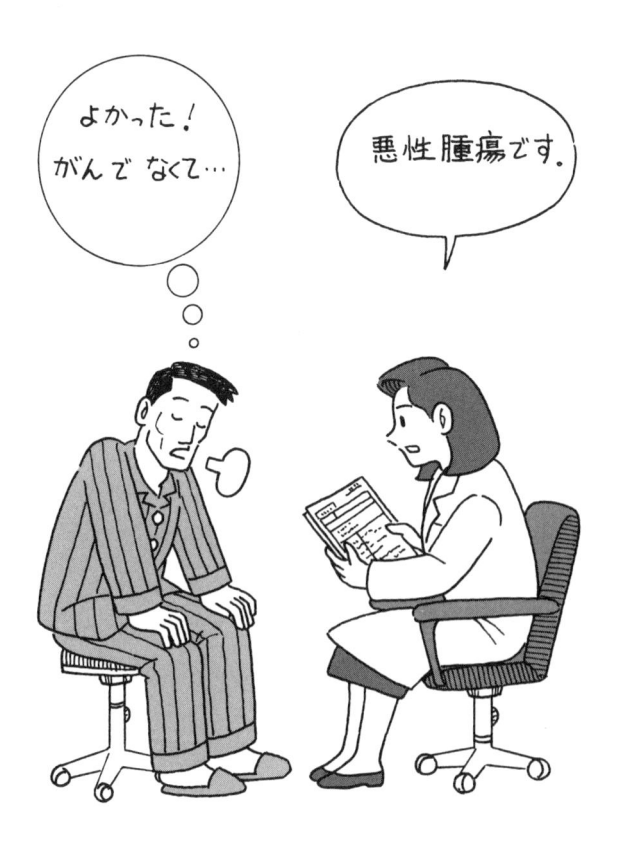

(2) 癌と向き合う

～外来・入院診療録から～

初診：平成××年6月×日　　診療科　内科（呼吸器）

氏　名	○木○男	男女	職業	会社員
生年月日	昭和×年×月×日		年齢	46歳

受診理由（本人記入）：半年ほど前，風邪をひいたときから，咳が止まらない。

家族構成

（本人）（45歳）
□　　○（高校1）
□（中学3）
○（小学5）

【医師】私は医師のAといいます。○木○男さんですね。よろしくお願いします。

【患者】こちらこそ，よろしくお願いします。

＊診察のはじまりには，お互いにあいさつをしましょう。とくに初診の患者さんに対しては，自己紹介と相手の確認をすることが大切です。

【医師】（問診票を見ながら）半年ほど前から，咳が止まらないのですね。

＊患者さんの言葉をくり返すことは，患者さんに話しやすい雰囲気を提供するひとつの方法です。

【患者】そうなんです。はじめのうちは，治りにくい風邪かなと思って，薬局で売っている風邪薬を飲んでいたのですが，全然良くならないし，私，1日に20本ほどタバコを吸うので，そのせいかとも思い，一時やめてみたのですが，それでも全然良くなりませんでした。最近では，階段の上り下りにも息が切れるんです。何か悪い病気でしょうか？

【医師】何か悪い病気を心配されて，受診されたのですね。

＊受診の目的を明確にしましょう。

【患者】そうなんです。何か悪いものでしょうか？

【医師】そのご心配にお答えできるように，私の方からいくつか質問をさせて下さい。
　他に何か気になる症状はありませんでしたか？

＊患者さんに，これからあなたがやろうとすること（ここでは問診），さらにその目的を明確に言葉で伝えましょう。

【患者】実は，このひと月ほど，食欲がないんです。体重が5 kgほど減ってしまいました。

【医師】それは心配ですね。ところでその咳は，一日中続きます

か？

【患者】はい。昼も夜もです。

【医師】それは苦しいですね。眠れていましたか？

＊睡眠障害の有無は，精神症状の評価においても重要な指標となります。

【患者】咳で，夜中に何度も目が覚めてしまいます。

＊理由のない睡眠障害，とくに早朝覚醒が確認される場合には，同時に，うつ状態の評価も必要でしょう。

【医師】痰に血液が混じるようなことがありましたか？

【患者】それには気がつきませんでした。

【医師】ありがとうございました。それでは，これから幾つかの検査を受けて頂きたいのですがよろしいでしょうか？

＊検査を受ける患者さんには，必ずその了解を得ましょう。

【患者】はい，お願いします。

【医師】それでは，咳の原因が何かを確認したいと思いますので，まず，肺の写真を撮って，その状態を見てみましょう。そのために

は，CT検査を受けてい頂くことになります。
　結果はすぐに出ると思いますので，一週間後にもう一度，受診して下さい。
　よろしいでしょうか？

＊検査の目的と内容については，患者さんが理解できるように説明しましょう。

【患者】 分かりました。

【医師】 今日の診察の中で何かご質問はありますか？

＊診察の最後に質問を受けましょう。この場合「ありませんか？」と問うより，「ありますか？」と尋ねるほうが，患者さんは質問しやすいでしょう。

【患者】 先生，やはり悪いものなのでしょうか？

【医師】 今，一番心配になることですね。なるべく早く，それらにお答えできるよう，検査をしていくつもりです。
　それから，検査結果の出る前にお聞きしておきたいのですが，○木さんは，どのような結果であっても，全てご自身で正確な結果を知ることを望みますか？　患者さんによっては，悪い話は聞きたくないとおっしゃる方もいます。私は，それもひとつの大切な選択だと思っています。

＊患者さんの不安に共感しながら，正直に答えるようにしましょう。

＊いかなる疾患であっても，告知についての患者さんの希望や考えを確認しておきましょう。

【患者】いいえ。良い結果はもちろんですが，仮に悪い結果であっても，正確な情報を教えて頂きたいと思います。家族のことがありますから……。

【医師】分かりました。それでは，一緒に考えていくようにしましょう。よろしくお願いします。

＊「共に病気に立ち向かう同志である」ことを伝えることは，診察場面を離れた患者さんの不安を緩和させるためのひとつの方法です。

〜一週間後，妻と一緒に来院〜

【医師】○木さん，こんにちは。こちらの方は？

【患者】妻です。今日は一緒にお話を聞かせて頂こうと思いまして……。

【医師】奥様ですか。私は，ご主人を担当させて頂いております，医師のAと言います。よろしくお願いいたします。どうぞ，お二人ともお座り下さい。
　○木さん，この一週間の調子はいかがでしたか。睡眠はとれていましたか？
　前回，咳が続いていたことをご心配されて，受診されたのでした

ね。それで，その原因と考えられる，肺のCT検査を受けて頂きました。

＊ご家族，その他の方が見えた場合は，必ず患者さんとの関係の確認と，自己紹介をしましょう。
＊初めて来院された方に，簡潔に経過を伝えましょう。

【患者】相変わらず，咳は続いていますし，検査結果は気になるし，で，だめでしたね。

【医師】そうでしたか。辛い一週間でしたね。
　今日は，先日受けて頂いたCT検査の結果が出ていますので，そのお話をしましょう。
　まず，この写真を見て下さい。これは，肺を輪切りにしたような状態で撮影されています。こちら側が右，こちらが左の肺になります。ここの部分を見て下さい。この左の肺の上の方に幾つか白いものがあるのがお分かりでしょう。この白く，丸く写ったものは腫瘍と思われます。しかし，今回のCT検査だけでは，これが良性のものか，悪性のものかは分かりません。そこで，これからさらに幾つかの検査をしたいと思います。
　ここまでの説明で，何かご質問はありませんか？

＊診察途中での質問は，患者さんの理解度を高め，さらにスタッフとの認識のずれを埋めるのに役立つでしょう。

【患者】いえ，よく分かります。これからは，どんな検査をしたらよいのでしょうか？

【医師】できればこれからの検査は，入院して受けて頂きたいのですが，いかがでしょうか？　入院については，検査の説明後に検討しましょう。先に，検査についての説明をしたいと思います。

　いくつかの検査を受けていただくことになりますが，まず気管支鏡による検査をしたいと思います。この検査は，先端にごく小さなカメラが取り付けられている細い管を直接，腫瘍のところまで入れてそこの状態を見る検査です。その時，少量の細胞を削り，取った細胞を検査に出します。

　さらに，痰の細胞も診たいと思います。これは痰を取って頂くことで簡単に検査ができます。また，入院での検査が可能であれば，必要に応じて他の検査もしていきたいと考えています。

　入院の件を含め，いかがでしょうか？

＊新たな検査を行う際にも，患者さんが，検査目的を理解し，過度な
　不安を抱かないよう，理解度に合わせた十分な説明をしましょう。

【患者】入院のことはかまいませんが，仕事の段取りをしたいので，数日の時間をいただきたいのですが，だめでしょうか。

【医師】分かりました。では，一週間後の○月×日ではいかがでしょうか？
【患者】それでお願いします。

【医師】では，これから入院の予約をして頂くことになります。この診察後に，外来看護婦から説明がありますので，手続きをお願いします。

　今日の時点で，何かご質問はありますか。どんなことでも結構で

すから，遠慮なくご質問下さい。

＊患者さんの中には，遠慮から質問できない人がいます。質問しやすくなるような問いかけ方を工夫しましょう。

【患者】あの，入院は，だいたい何日くらいになるでしょうか？

【医師】そうですね，一週間から10日くらいと考えて頂きたいのですが，何かご予定がありますか？

【患者】いえ，ただ，おおまかな日程を，職場のほうへ伝えておこうと思いまして。

【医師】またしばらくの間，落ち着かない日々を送ることになりますね。どんなときでも，十分に睡眠をとることは大切です。あまり眠れないようでしたらご相談下さい。お薬を処方します。

【患者】今回は，大丈夫だと思います。

【医師】分かりました。今後も，一緒にやって行きましょう。

＊医師の精神的サポートは，患者さんの大きな支えとなるでしょう。患者さんの感情に共感し，それを言葉でしっかり伝えましょう。また，今できる援助を提供することも大切です。

～入院後の検査結果についての説明～

【医師】○木さん，入院生活はいかがですか？ 何かお困りのことはありませんか？ 我々スタッフの対応はいかがでしょうか？

【患者】看護婦さん方にも良くして頂いていますし，先生が，病室に毎日来て下さることも，とても心強く感じています。

【医師】今日は，これまでに受けて頂きました，検査の結果についてお話ししたいと思い，奥様もお呼びいたしました。また，担当の看護婦も同席させて頂きますが，よろしいでしょうか。

【患者】はい，お願いします。

【医師】さて，お二人にもう一度ご確認いたします。これからの病気の説明もこれまで通り，全て正直にお話しすることでよろしいでしょうか？

【患者】そうして下さい。

【医師】かなり厳しいお話しをしなくてはならないこともあるかもしれません。そういう内容でも，全てお話しすることでよろしいのでしょうか？

＊患者さんの意志を，「もう一歩踏み込んで」確認してみましょう。
　この場合，「患者さんの受容能力をご家族や医療者の判断だけで

捉えるのではなく，直接的に患者さん本人の希望を聞いてみることがよい」ことがあります。[3]

【患者】かまいません。

【 妻 】私もそうして欲しいと思います。

【医師】分かりました。それでは，これまで通り皆で一緒に考えていきましょう。
　前回のＣＴ検査では，左肺に腫瘍のようなものが見られましたね。今回は，それがどういうものかを調べる検査をして頂きました。……○木さん。これまで私も良性のものであることを祈っていたのですが，残念なことですが，結果は悪性の腫瘍でした。
　さらに，たいへん辛いことですが，その後に受けて頂きました，ＣＴ検査では，肝臓への転移も認められました。
　そして……治療的には，かなり厳しい状況にあることもお伝えしなければなりません。

＊情報は，分かりやすく，とくに悪い情報の場合は，ゆっくり，重みのある話し方で，患者さんの気持ちに共感しながら伝えることが大切です。ただし，患者さんの様子を観察しながら，場合によっては，数回に分けて，段階的に伝えることも念頭に置いて話をすすめていきましょう。

【患者】……すでに治療法はないと言うことでしょうか？

【 妻 】…………。

【医師】治療方法には，手術のほか，放射線治療や薬による治療がありますが，腫瘍のできている場所を考えると，手術や放射線による治療はかなり難しいでしょう。

　もうひとつ，薬による，いわゆる化学療法と呼ばれるものがあります。こちらも○木さんの腫瘍の広がり方を見ると，十分な効果を期待することは難しいかもしれません。患者さんによっては，脱毛や吐き気などの副作用が強く現れることがあります。また，それによって体力が消耗する場合もあります。しかし，試してみることは，ひとつの方法ではあります。

　○木さんのお考えはいかがでしょうか？

【患者】先生，このままだと，あとどのくらいでしょうか？

【医師】それについては，今の時点で，十分な答えを出すことはできません。しかし，年単位での目標を立てるより，月単位の計画を立てる方が良いように思います。

　曖昧な返事しかできず，申し訳ないのですが，「不明確である」というのが，私の正直な答えなのです。

＊予後についての質問には，はっきりとした返事は避けた方が良いようです。患者さんやご家族の多くは，医師から伝えられた「時間」を堅く信じ，この「残された時間」を目標に，その後の人生設計をたてる傾向があるようです[4]。医師の伝えた予測がはずれた場合，いずれの状況であっても，患者さんやご家族に大きなストレスを与えるでしょう。

【患者】……。

【 妻 】……。

【患者】……難しい選択です……。

＊患者さんやご家族の無言の状態に焦り，むやみに言葉をかけることは禁物です。苦しい状況を共に分かち合い，同じ時を過ごすことが，患者さんの心のサポートになるでしょう。[3]

【医師】○木さん，奥さん，今日は，とても辛いことをたくさんお知らせしなければなりませんでした。こうした中で，これら重要な問題に，すぐに結論を出すことは難しいものです。しばらく時間をもちましょう。そして数日後に，また皆で一緒に考えてみたいと思うのですがいかがですか？

＊重要な決断には，時間をかけて答えを出せるような配慮が必要です。明らかな正解のない問題の答えは，その人の心の中にしかありません。自分の心と向き合うために，十分な時間が必要となるでしょう。

【患者】そうしていただけますか？　妻とも話し合ってみたいと思います。

【医師】私も，それが良いと思います。
　今日の話しはたいへん辛いことです。しかし我々は，これからも○木さんにとって，一番よいと考えることを一生懸命にやって行くつもりです。そして，○木さんと，さらにご家族の皆さんと，一緒に考えながらやっていきたいと思っています。

よろしくお願いします。

＊患者さんが自ら出した結論は，たとえどんなに些細なことであっても，肯定的な評価をし，その評価を，「言葉」で伝えましょう。さらに，どのような状況であっても，彼らの味方であることを伝えることが大切です。

【患者】ありがとうございます。

【 妻 】お願いします。

【医師】今晩は辛い夜になるかもしれません。我々スタッフにできることがあれば，おっしゃって下さい。また，一度にいろいろなことを受け入れるのは難しいものです。これから，何度でも話す機会をもつようにしましょう。

〜数日後〜

【医師】ご家族での話し合いはできましたか？

【患者】はい。妻とはいろいろなことを決めることができました。治療に関しても話し合ってみました。そして，私たちは，一度，化学療法を試してみたいと思っています。先生は，どう思われますか？

【医師】やってみましょう。難しい治療ではあるかもしれませんが，副作用への対処も含め，最善を尽くします。

＊患者さんが出した結論は，患者さん，ご家族を含めた医療チームの意見として扱いましょう。[5]「自分だけで出した結論」は，十分な結果が得られなかった場合，大きな後悔として，患者さんを苦しめることになるからです。

【患者】お願いします。

～化学療法の後に～

【医師】○木さん，奥さん，化学療法が 1 クール終了したところで，改めて今後の治療法について話し合ってみたいと思います。担当の看護婦と心理士を同席させていただいてもよろしいでしょうか？

＊とくに重要な問題ついて話し合う場合，その後の患者さんやご家族のメンタル・ケアについても配慮する必要があります。そのためにも，早い時期からの，看護や心理スタッフなどの関わりは，ケアの役に立つでしょう。

【患者】お願いします。私たちも，先生にお伺いしたいと思っていたところです。

【医師】そうですか。それではまず，○木さんご夫婦のお話から，伺ってみてもよろしいでしょうか？

【患者】先生，今回の化学療法は効いたのでしょうか？　息苦しさは，以前より強くなってきているように感じます。副作用への手当はいろいろやって頂きましたが，やはり，吐き気は止まらず，だい

ぶ体力も落ちたように感じていますが，大丈夫でしょうか？

【医師】○木さんは，これまでの状態から，化学療法の効果がなかったように感じているのですね。その時，どんなことを考えましたか？

【患者】もし，今回の化学療法でも回復が見られないのであれば，無用に時間を費やしたくないと思っています。むろん，効果があれば，どんなに強い副作用でも我慢するつもりです。しかし，治療することで，逆に体力を消耗して，元気でいられる時間が短くなるのであれば，中止したいと思います。このことは，妻とも十分に話し合いました。

【医師】お二人のお気持ちは，良く分かりました。また，難しい問題に，よく向かわれていると思います。
　では，化学療法後に撮っていただいた，CT検査の結果を見ながら，一緒に検討していきましょう。
　○木さんが感じておられるように，腫瘍は，薬にほとんど反応しなかったようです。正直に申し上げて，少しずつではありますが，大きくなってきているようです。それが，息苦しさとして感じられているのだと思われます。効果が出てくれることを，祈っていたのですが，とても残念です。

＊まず，患者さんやご家族の意見を聞いてみましょう。そして患者さん，ご家族が問題解決に向けて対処していることを，言葉で十分評価しましょう。

【患者】先生，私には，やっておかなければならないことが幾つかあります。これからも，私に助けを頂けますか？

【医師】もちろんです。今後，対処法が全くないということではありません。病気に伴うさまざまな症状を緩和していくことは，良い状態を保つための積極的な治療法のひとつと私は考えています。

　これまでのように，いえ，これまで以上に，○木さんにとって一番よいと思われる方法を考えていきましょう。

　癌の告知，とくに病気が進行した状態での告知には，さらに特別の配慮が必要となります。

　患者さんやご家族の様子を十分に評価しながら，段階的に告知していくこと[3]が望ましいでしょう。そこでは，患者さんの感情に共感しながら，また，医師として冷静に，しかも正直に患者さんやご家族に情報を伝えていく技術が重要となるでしょう。そして，どんな状況にあっても，スタッフが，患者さんやご家族のサポーターとして側にいること，さらに，「医療者と患者・家族の全てを含む医療チーム」[5]が，病気に立ち向かっていくことの重要性を伝えることが必要となります。

(3) 脊髄損傷

　癌告知だけが bad news を伝える場面はではありません。事故や変性疾患などに伴う，恒久的な身体障害の告知においてもまた，細心の注意や配慮が必要となるでしょう。なぜならば，彼らのほとんどは，身体機能の重大な障害の受け入れと同時に，ライフ・スタイルの大幅な変更を余儀なくされるからです。その入り口の戸を開く

のが，あなたの『告知』なのです。

　彼らの多くは言うでしょう。「なぜ，私がこんな目に遭わなければならないのか」そして，にわかには信じがたい出来事を，恨み，悔やみ，絶望することでしょう。

　日本において，このような場面における告知のあり方について，有用な情報を提示してくれる文献はあまり見かけません。そのため，多くの治療者が，現場で，彼らなりの努力と工夫とで，ケースごとに対応しているのが現状のようです。

　ここにひとつの例を提示してみましょう。それは，自動車事故により脊髄（Ｃ５）に損傷を負った20代の男性に対する，担当医の告知場面です。

【医師】○○さん。担当医の××です。ひどい痛みや苦しさはありませんか？　今日，私はあなたに，今回の事故のこと，そして事故から今日までのあなたの状態，さらに，今後の予測についてお話ししようと思いますがいかがでしょうか。

【患者】今……日……は，比……較……的……落ち……着……い……て……い……ま……す……が……。先生，なぜ……私……の……体……は……，ま……っ……た……く……動かない……の……で……しょう……か……？（抜管後間もないため，十分に声を発することができません。そのことへの苛立ちの様子が誰の目にも明らかに映ります）。

【医師】これから，そのことを含めて説明しようと思います。ご家族も一緒に聞いて頂くことになります。

　また，私があなたの言葉をすぐにキャッチできないことは，あな

たをひどくイライラさせてしまうかもしれないと，申し訳なく感じています。しかし，最大の努力をしますので，しばらく私につき合って下さい。

【患者】お願いします。きっと悪いことばかりなのでしょうね。でも，ぼくもどんな努力でもするつもりでいますから。全て，本当のことを教えて下さい。

【医師】分かりました。それでは，私が知っている情報は，全て伝えるようにします。ご家族の方も，それでよろしいでしょうか？

【家族】お願いします。

【医師】○○さんは，×月×日に自転車に乗っていたところ，トラックの後ろ車輪に巻き込まれてしまいました。そして，すぐに我々の病院に搬送されて来たのです。その時，呼吸は停止した状態で，出血もかなりの多さでした。
　そのため，口から管を入れ，呼吸の管理をしました。それが，2日前まで，あなたの口に取りつけられていたものです。声が出ないのは，その管を入れる際，少し声帯を傷つけてしまったせいでしょう。しかし，発声は少しずつ回復していきます。また出血に対しては輸血を行いました。
　その後も，生命の危機的な状態が何度かくり返されました。思い出せない場面も多いでしょうが，ここまでの説明で，ある程度の状況は理解できたでしょうか？

【患者】（うなずく。）

【医師】それでは，今後のことについてお話ししましょう。○○さんは，その事故によって，脊髄が切断されてしまいました。脊髄には多くの神経が集まっています。そこが傷つくと，さまざまな体の機能に障害が現れます。

　また障害の程度は，傷を受けた脊髄の場所によって異なります。○○さんの場合は，頭の脊髄の上から5番目の部分でした。5番目に傷害を受けた場合，首から下の体の機能は全て失われてしまいます。今，あなたの体が動かないのはそのためなのです。そして，大変に残念なことなのですが，現在の医学では，それをもとに戻すことは不可能なのです。ですから，今までと同じように生活することはできないでしょう。

　しかし，首から上に残された機能を使って，自らを表現している方々はたくさんいます。もちろん，そのためのリハビリは必要ですから，あなたが『がんばる』と言ってくれた努力の中に，このリハビリを入れてくれることを願っています。

【患者】……。（声を押し殺しように嗚咽しながら，涙を流します。）

【家族】（声をあげて，泣きじゃくります。）

【医師】こんなに酷な事実を受け入れるのは，そんなに簡単なことではないでしょう。その間，何かの間違いに違いないと感じたり，相手を恨んだり，自分自身の行動を悔いたりもするでしょう。当然のことです。そしてそのことは，あなたをとても苦しめるでしょう。しかし，私はあなたに，あなたらしく生きて欲しいと願っています。

　今日は，あまりにたくさんのことを一度に話してしまいました。今後，たくさんの疑問や，確認したいことが出てくるでしょう。私

は，可能な限り何度でも説明するつもりでいます。

　もう一度言わせて下さい。私はあなたに生きて欲しいと願っています。

　いずれの bad news の告知においても重要なことは，医師としての冷静さと中立性，さらに毅然とした態度と，患者さんの置かれている状況への，共感的理解であると言えるでしょう。

(4) 慢性疾患の告知

　もうひとつ，忘れてはいけない告知の場面があります。それはこれまで提示した疾患のように，すぐに生命の危機に関わる，あるいは重大な機能障害を伴う疾患ではありませんが，患者さんの自己管理が，病気の予後を大きく左右するような疾患への告知です。

　患者さんの自己管理が重要な疾患であっても，病気治療のプロとしてのあなたの関わり方が，患者さんの病気受容を，可能にも，不可能にもするのです。

　糖尿病などの，慢性疾患へ罹患した患者さんへの告知などがそれに当たるでしょう。

　糖尿病は，良好な血糖コントロールを維持し，将来起こる可能性のある合併症を予防することが，最大の治療目標となります。しかし，合併症が確認されるまでの間は，痛みも，変形も現れません。そのために，病気はなかなか患者さんに受け入れられないことが少なくありません。あるいは，与えられた合併症の情報が，長い間の病気の否認を招くこともあります。

　病気の受容には，初期教育をいかに行うかが重要な鍵になると言われています。[6] まず，病気についての正確な知識を与えることが

必要です。それは，あなたが「説明した」という事実ではなく，患者さんが「説明を受けた，理解した」と感じるものでなければなりません。

何度説明しても，「何も説明を受けていません」という患者さんに対して腹を立てる前に，専門用語が使われすぎてはいなかっただろうか？　患者さんの精神状態や理解度は評価されていただろうか？　今一度，あなたの『伝え方』について，振り返ってみて下さい。

～糖尿病患者さんの心理～

糖尿病の治療を受け入れて，よりよい血糖コントロールを自己管理していくためには，付随してくる心理的問題をうまく解決していくことも重要となるでしょう。

食事や運動量を決定し，それらを遂行するのは患者さん自身です。したがって，治療がうまくいくか否かは，患者さん自身が，自らをいかに管理できるかということに大きく依存しています。

ところで，我々は，いかにして疾患を受容していくのでしょうか？

糖尿病に限らず，疾患の受容過程は，前出キュブラー・ロスの提唱した，がん患者さんの病気受容のプロセスを参考にすると理解しやすいと言われています。[7]

そこで次に，彼女の提唱する「病気受容プロセスの5段階」にそって，糖尿病患者さんが病気を受容するまでの心理について，みていくことにしましょう。さらに，ここでは，そうした状況にいる患者さんへの具体的対応方法についても，考えていきたいと思います。

キュブラー・ロスは死にゆく患者さんがたどる心理として、「否認」「怒り」「取り引き」「抑うつ」「受容」の5段階プロセスをあげていることはすでに述べた通りです。

第1段階「否認」の段階

　否認の段階では、「私が糖尿病だなんて、まさかそんなはずはない」といった感情があふれてきます。誰もが「人は病気にかかる生き物」であることは分かっています。しかし、それが今の自分とは、すぐには受け入れられないものです。

　心の中から沸いてくる、得体の知れない不安や恐怖の感情をなんとかうち消そうと必死になります。健康な自分を確認しようとして、過剰な運動をしたり、睡眠時間を削って働いてみたり、さらに病気に悪いと分かっている不規則な食生活や、暴飲暴食に走ったりする人もいます。こうすることで「ほら、なんともないではないか」と、自分の健康さをむやみに確認しようとするのです。

　あるいは、「何かの間違いだ」と診断そのものを否定しようとする人もいるでしょう。そのため、あっちこっちの医者を渡り歩いたり、ときに、検査データが他人と入れかわっているのではないかなどと、妄想的になることもあります。

第2段階「怒り」の段階

　怒りの段階では、「なぜ他の人ではなくて、私がこんな目にあわなければならないのだろう」と腹立たしく、周りの人に怒りをぶつけて苛立つといった反応が現れてきます。訳もなく怒鳴ったり、ささいなことにイライラしたりします。医者や家族の態度や言動が気になり、彼らのせいではないと理解しながらも、攻撃的な感情を抑えられなくなったりします。そうした感情表現のひとつとして、治

療が拒否されることも珍しくありません。

第3段階「取り引き」の段階

　取り引きの段階では，患者さんは「病気を完全に治してくれたなら，なんでもします」，「病気にかからなかったことにしてくれたなら，今後いっさい愚痴をこぼしません」など，かなわぬことと知りながらも必死に願います。

第4段階「抑うつ」の段階

　強く病気を否認してみた。イライラする感情を周囲にぶつけてもみた。病気でないことにしてくれるのなら，どんな努力をも惜しまないと願ってもみた。しかし，いずれの方法でも，病気をなかったことにはできなかった。すでに「病気になったのは，やはり自分なのだ」と認める以外ないと分かったとき，新たに，現実的な不安と恐怖を感じ，落ち込み，自分の中に閉じこもっていきます。

第5段階「受容」の段階

　この段階に至ってやっと，病気に伴うさまざまな感情を受容し，「糖尿病とともに」新たな人生を再スタートさせることができるようになるのです。

　糖尿病への罹患，糖尿病の告知後，多くの人が，程度の差こそあれ，以上のような苦しく，辛いプロセスを経るようです。しかも当然その間にも，病気の治療はすすめられます。病気を否認している段階にあっても，運動療法と食事療法，あるいは，インスリン治療が開始，継続されます。

　こうした，患者さんの精神状態の理解を抜きにして，患者さんと

の良好なコミュニケーションは図れないのです。また，治療効果も限られたものとなりましょう。

では，病気を受容して，新たな人生の目標設定を模索する患者さんに対して，具体的にどのような精神的ケアができるのでしょうか。

次に，メンタル・ケアの実際について考えていきたいと思います。

〜病気受容の援助のためのコミュニケーション・スキル〜

まず，患者さんが，精神的に揺れる自分を責めないように援助していくことが大切です。

辛いとき，悲しいとき，苦しいとき，泣いたり，怒ったり，愚痴をこぼすのは当然の反応です。無理に平静を保とうとするより，安全な場所，安全な人の前で，自由に感情が表出できるよう，時間と場所を提供しましょう。

さらに，混乱している時，不安が強い時には，説明されたことの半分も入ってこないものです。あるいは，自分に都合のよいような主観的な解釈をしてしまうことも少なくありません。「すでに説明したのに」「なんで何度も同じことを聞くのか」などど思わず，むしろ患者さんには積極的に，「ためらわずに，何度でも聞くこと」を，毎回伝えたいものです。

不安が強くなると，漠然とした，しかもとてつもなく大きな目標を掲げてしまうものです。また，いきなり百点をとろうとして強迫的になると，やるかやらないかの世界へ入り込んでしまい，結果として，全く目標が達成されないことすらあります。ひとつひとつの目標は，できる限り小さくたて，コツコツと達成していくように援助していくことが大切です。

また，先に進めず，否定的になっている患者さんに対しては，

「これまで，どういう状況で目標が達成されたのか」というように質問し，話をすすめていくと，効果的なことがあります。

　病気の告知を受けて，ひどくショックを受けている患者さんに対しては，本人のそばにいて，そっと暖かく見守ることも有用です。また，本人に代わってできることは代行し，重要な決断はなるべく先に延ばせるように配慮することも必要でしょう。
　怒りの時期にある患者さんに対しては，決して怒りを非難したり，否定しないことです。また怒りにともなう行動を責めないことも重要です。むしろ，「怒るのは当然だ」「悲しむのは当たり前だ」と受け止め，本人が孤立しないように配慮する必要があるでしょう。多くの人は，怒りの表出を否定されると，行き場を失った怒りが自分自身に向かってしまいます。つまり自分自身を責め，場合によっては，自殺という行為に走ることもあるので，十分に注意しなければなりません。
　病気を告知され，深い悲しみの時期にある患者さんに対しては，「いつまでも悲しんでいないで」など安易な励ましの言葉は禁句です。励ましや慰めの言葉が，かえって患者さんを傷つけることもあるのです。ひとりで思う存分泣ける時間を作ってあげたり，時には，そっとそばにいてあげることのほうが良いでしょう。また，うつ状態がひどい場合には，積極的に専門家の援助を受けることも必要です。
　ときに患者さんから，「こんなに辛いことばかりで，いっそ死んでしまいたい」などど，受け止めがたい言葉を伝えられることもあるでしょう。そんな時，焦りのあまり「そんなこと言わないでがんばりましょう」とつい口をついてしまうものです。
　患者さんは，すでにこれまで，病気を受け入れようと，がんばっ

て，がんばった末に疲れ果てているのですから，むしろ「こんなに辛い中，今までなんとかやってこられたのですね。これまで，どのようにして持ちこたえてきたのか，少し話してくれませんか」と返して，一緒に考えてみてはどうでしょうか。

メンタル・サポートは，受容の段階に至っても必要になります。例えば，「あなたは本当に良くやっている」と評価することは，いまの行動パターンを強化することになるでしょう。あるいは，この受容の段階に至っても，ときに悲しみがこみ上げてくることもあるものです。

多くの患者さんは，否認―怒り―取り引き―抑うつ―受容の段階を何度も，何度もくり返していくのです。

告知を受けた患者さんは，病気の診断に対してショックを受け，その後，さまざまな心理的環境を経験するのです。診断を否認し，怒り，治癒を願い，心理的にさまざまな取り引きをします。さらに，落ち込み，抑うつ的になっていきます。これらの苦悩を経てやっと，受容へ至るのです。

否認の状況にある患者さんは，当然「病気については何も聞いていない」と言うでしょう。あるいは，医師の診断技術を疑い，ドクター・ショッピングをくり返すかもしれません。怒りは，直接，担当医に向かうことも少なくありません。

大切なことは，患者さんに現れた「行動」を取り上げ，評価するのではなく，患者―医療者の関係性に着目することなのです。

そして，これらのメンタル・ケアは，医師ひとりでやろうとがんばり過ぎないことです。他のスタッフ，ご家族などに積極的に応援を頼み，チーム医療としてケアを行うことが大切です。このような場面をマネージメントすることも，医師として大切な仕事となるでしょう。

引 用 文 献

1) 岩崎祥一: ガン患者への心理学的アプローチ．岡堂哲雄(編)，健康心理学―健康の回復・維持・増進を目指して―．誠信書房，東京 (1991)
2) Kübler-Ross E: On Death and Dying. Macmillan, New York(1969) ―川口正吉(訳): 死ぬ瞬間．読売新聞社，東京(1971)
3) 柏木哲夫(監修): ターミナルケアマニュアル第3版; 238-42．最新医学社，大阪(1992)
4) Maguire P, Faulkner A. How to it‐communicate with cancer patients. 2. Handling uncertainty, collusion and denial. BMJ 1988; 297: 972-4
5) 松下正明(総編): 臨床精神医学講座17　保坂 隆: 総合病院における精神科医，コメディカルの役割，中山書店，東京(1998)
6) UK Prospective Diabetes Group: Intensive blood-glucose contorol with sulphonylurea or insulim compared with conventionl treatment and risk of complications in patients with type 2 diabetes(UKPDS33). Lancet 1998; 352: 837-853
7) 福西勇夫: リエゾン―身体疾患患者の心のケア．現代のエスプリ，No. 340, 至文堂，東京(1995)

参 考 図 書

● 岡安大仁(監訳)，高野和也(訳): いかに〝深刻な診断〟を伝えるか，人間と歴史社，東京(2000)
● Kübler-Ross E: On Death and Dying. Macmillan, New York(1969)―川口正吉(訳): 死ぬ瞬間．読売新聞社，東京(1971)
● 柏木哲夫(監修): ターミナルケアマニュアル第3版．最新医学社，大阪(1992)
● 町田いづみ: 臨床心理士仕事マニュアル．川島書店，東京(1999)

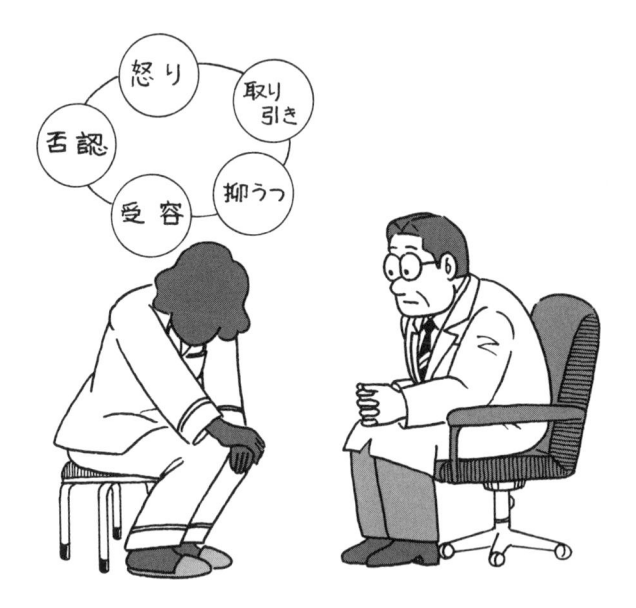

4 「問題」と称される患者さんへの対応

(1) 医師・患者関係

　患者さんの中には，ときに，医療スタッフとしての対応が，非常に難しいと感じられるタイプの方がいます。彼らの多くは「問題患者」として，良くも悪くも医療スタッフから特別な扱いを受けることが少なくありません。そして，その「特別」が，一層，患者―医療者間に緊張を招き，その関係性を悪化させているのも事実でしょう。

　いま，あなたが静かになった外来の一室で，今日のカルテを整理しているところを想像してみて下さい。そこに突然，「すみませーん」という声が聞こえてきました。
　さて，あなたはどうしましたか？[1)]
　①はてな？　だれ？　何の用？　と，考えた方。あるいは，②うるさいな！　まったく！　と，感じた方，さらに，③「はーい」と言って，窓口へ行った方もいるでしょう。
　①の反応をとった方は，何かの異変が起きたとき，まず「何だろう」と，考えるタイプ，つまり，『思考反応型』の方と言えるでしょう。これに対して，②の反応をした方は，感情でまず反応するタイプ，『感情反応型』と言うことができます。さらに，③の反応をとった方は，何よりもすぐに行動に移すという意味で，『行動反応型』と言えるでしょう。

他にも,いろいろな反応をされた方がいるかと思いますが,ざっと考えただけでも,3つのタイプが浮かんできました。

　あなたに,反応の特徴があるように,相手にも特有の反応の仕方があるのです。

　日常場面ではよく,「あの人には話しやすい」,「えー？　そうか？　俺は,苦手だけどな」なんて会話があるでしょう。なぜ,こういう事態が起こるのでしょうか。

　これは,コミュニケーションが,まさに,人と人との関係性によって,良くも悪くもなることを示す分かりやすい例となるでしょう。あるいは,コミュニケーション・スキルは,相手を意識しなければ,さらなる上達が難しいということを示す例かもしれません。

　一般に,『思考型の人』は,理論的な説明をされることを望むのに対して,『感情型の人』は,理屈ではなく,気持ちを分かってくれることを望む傾向があるようです。また,『行動型の人』は,とにかく,一緒に行動してくれることを望む傾向が強いと言われています。[1]

　もし,思考型のあなたが,行動型の相手に対して,ひたすら論理的な説明をくり返したとしたら,相手は何と感じるでしょうか？　あるいは,感情型の人に,感情理解を抜きにした面接をおこなったとしたら,どんな反応が返ってくるでしょうか？　こうした関係性の中では,あなたがどんなに親身になって相手に向かったとしても,おそらく,あなたは「分かってくれない人」となってしまうでしょう。

　しかし,こうした反応の傾向は,常に一定して,その人の特徴となっているわけではありません。その時の置かれている物理的環境や,精神的状態によっても大きく左右されるでしょう。

　相手のタイプはもとより,自分の反応傾向に対しても,固定した

イメージを作ることなく，常に，柔軟に事態を評価していく姿勢が大切です。

　治療場面で，患者さんに，『問題患者』とのレッテルを貼る前に，まずあなたと患者さんとの関係を振り返ってみる必要があるでしょう。『問題患者』と名付けた患者さんの数は，そのまま，あなたの『問題』の数であると認識する習慣は，きっとあなたのコミュニケーション・スキルを上達させることでしょう。

(2) 人が不適応行動を示すとき

　人はその生命の危機状態に遭遇することによって，強い不安を感じるものです。生命の危機には2つ場面があります。[2] まず，ひとつは，生物としての危機，つまり，文字通り，命の危機的状態を感じる場面です。

　さらに，われわれ人間にはもうひとつ，生命の危機を感じる場面があります。自己評価・自己イメージが崩れるとき，すなわち，社会的生命が危機に瀕するときが，その場面となります。

　こうした危機場面を迎えたときにもまた，さまざまな反応が現れてくるものです。

　自分が今までコントロールできていたものが崩れたと思い，強い不安を感じている人は，強迫的にしつこく質問してくるかもしれません。彼らの多くは，柔軟さに欠け，とにかく不安(強迫的に浮かんでくる観念)をぬぐい去ろうと必死になるでしょう。そのため，質問や保証を求める(強迫的)行動がくり返されるのです。それはまさに，わき上がる水のごとく，切りなくあなたに向かってくることでしょう。

またある人は，疑い深く，被害的な感情をあなたを含む周囲の者に向けてくるかもしれません。彼らは，病気や自分の体調についての過度な敏感さ示し，人間不信感を訴えるでしょう。

さらに，イライラして，衝動的にカッと反応する人もいるでしょう。彼らの行動は，前後の見境なく起こり，それらは，考える前に遂行されるため，後の反省材料に乏しいのも常です。そのため，同様の行動は，何度もくり返されることになるのです。

ある人は，医療スタッフの対応を困惑させるような反応を示すかもしれません。彼らの多くは，不安が喚起された時，他人に対し，操作的・依存的となり，自己中心的な反応を示すことで，状況に対処しようとするでしょう。全て自分にとっての悪い出来事は，他人のせいであり，自分の要求が通らないとプイッとして，とりつく島がありません。また訴えは漠然とし，なかなか話の要点がつかめません。あるいは，訴えがドラマチックになるかもしれません。彼らは，自分が悲劇の主人公となることで，周囲から，より多くの援助を受けようとするのです。

あるいは，ストレスを発散できず，悪いことが起こった原因は，全て自分の中にあると，抑うつ的になる人もいるでしょう。こうした人たちの多くは，問題の解決方法がみつけられず，さらに，そうした自分を責め立てたりすることもあります。また，こんな自分は，価値のない，見捨てられる対象であると考え，ますます，孤立していくことが少なくありません。また，こうした患者さんに対して我々は，彼らの心の中にある自殺の危険に注意する必要があります。

いずれの反応においても，外に現れた行動にとらわれることなく，心の奥にある彼らの不安に目を向けていくことが重要となります。そして，「この人の心の中にある不安は，いったいどんなものなの

か」という視点を忘れないことです。このスタンスが揺らぐと，容易に相手のペースに巻き込まれ，客観的な評価が難しくなってしまいます。

(3) 不適応状態の理解

ケース1

体がだるい，胸苦しい，頭が痛い，胃が痛い，足腰が痛い，耳鳴りがする，目がかすむなど，さまざまな身体症状を訴える初老の女性患者さんがいました。

彼女が受診する総合病院では，ちょっとした『名物患者』になっていました。すでに，呼吸器内科，消化器内科，循環器内科，脳外科，整形外科，耳鼻科，眼科とあらゆる科を受診し，症状の不快さを訴えていました。いずれの科でも，かなり詳しい検査が，幾度となく行われたのですが，検査結果には全く異常が見られませんでした。それでも，彼女は何度も，症状を訴えて各科の外来を受診しました。

時には，すでに30分以上も話したのちに，「先生は，私の話を聴いてくれないのですか」と泣きわめくことすらありました。

こうした患者さんに対して，あなたはどのように対処していますか？

反射的に，『遠ざけたい』という気持ちが働いている自分に気づくことはありませんか？ 患者さんの言動に，感情が動かされてイライラし，ときに，語気が強くなってしまったり，患者さんの方向に視線が向かわなかったりしたことはありませんか。あるいは，患者さんの話す内容を予測して，彼らが話し出す前からすでに，『大

丈夫です』と説明しているような場面はありませんか。

　かつて，同じような患者さんに遭遇し，苦い経験をした記憶が，フラッシュバックされるのでしょうか。それとも，病気がない人に，親身にケアをするのは，医師の使命ではないと感じているからでしょうか。他のいずれの理由があるにしても，あなたの『遠ざけたい』気持ちや，その気持ちに裏付けられた行動や言動は，さらに患者さんの不安や緊張をあおることになるでしょう。患者さんは医療スタッフから伝えられる「大丈夫です」との言葉の裏に，「だからこれ以上，症状を訴えてはだめですよ」とのフレーズが隠れていることを，良く知っているのです。残念なことですが，患者さんの「先生は何も話を聴いてくれない」という言葉は，実は事実なのです。

　では，こうした患者さんと，実際どのように向き合ったらよいのでしょうか。ひとつの方法として，「なぜ，この患者さんは，このような行動や言動をとらなければいけないのだろうか」との視点から，再度評価してみるのはどうでしょうか。分からないときには正直に，「あなたが体の症状を気にするきっかけとなった出来事や，ストレスはありますか？」，「検査結果が出ても，なお心配が続くのには何か理由があるのですか？」と尋ねてみるのです。ある患者さんは，「実は，昨年，夫が突然の心筋梗塞の発作で他界したのです。以来，自分の健康がひどく気になるようになってしまいました」と言い，また別のある患者さんは，「人間ドックで『健康』と診断された友人が，数ヵ月後にがんを宣告されたのです」と，答えるかもしれません。

　漠然としてとらえどころのない感情は，ますます人の不安を募らせるものです。彼らはあなたの質問によって，彼らの不安のもとになっている出来事を，具体的に語ることができるようになるでしょ

う。そして、この不安を言葉にするという作業は、不安緩和にとって、実に重要なことなのです。

あるいは、「不眠が何日も続くうちに、体じゅうが不調になってきたのです」と答える患者さんに対しては、後の頁に説明するうつ状態の有無を確認し、疑いがあれば精神科への受診を勧めることもできるでしょう。精神科受診への抵抗を示す患者さんであっても、受診の適応がしっかり評価され、治療によって症状が緩和する可能性があることを理解すると、意外にも簡単に、受診の受け入れができるものです。

ケース2

「自分の鼻がくさい」と、耳鼻科を受診してきた19歳の男性がいました。耳鼻科的に必要と思われる検査は、全て行われたのですが、とくに異常は見つかりませんでした。

症状はすでに、中学2年生の頃よりあり、鼻の臭いのため、周囲の人から「くさい」という目で見られていると言います。家族も例外ではなく、臭いが分かっているが、あえて言ってこないだけだと確信しています。また、臭いを隠すために、年間を通してマスクをかけています。

これまで、何軒もの耳鼻科や口腔外科を受診していたようですが、いずれも「問題ない」との説明であったと不満そうに言います。

耳鼻科医はこれまで、かなりの時間をかけ、「現時点では治療の必要が全くない」ことを説明したのですが、「そんなはずはない」とくり返すばかりで、医師の話はほとんど耳に入っていない様子です。

現実にはない症状を頑なに信じ、周囲の説明を聞き入れようとし

ないといった症状が現れる病気には，精神科疾患の中の幾つかが考えられます。また，ここでは，耳鼻科を受診したケースを例にあげましたが，似たような症状を訴えて，皮膚科や眼科，さらにその他の一般科を受診してくる患者さんは，決して少なくないようです。いずれにしても，なるべく早い時期に，専門家の確定診断と治療が必要であることは言うまでもありません。

　精神科以外の医師にとって，これらの病気の正確な診断や治療が困難であったとしても，そこに少しでも，精神科受診の必要性を感じたならば，受診のための援助をすることは重要でしょう。

　しかし，彼らのほとんどは，その症状が体の病気によるものであると，固く信じているでしょうから，いくらていねいに「ちがう」とくり返しても，さらなる身体的検査を希望するでしょう。ときに，医師の一所懸命さから，外来の面接室が言い争いの場に変わってしまうことすらあります。

　そんな彼らに，専門的治療を受けさせるためには，援助のためのコミュニケーション・スキルが必要となります。まず，現在の症状のために，彼らが日常生活上で実害を感じているところに注目します。この時，「気のせいですよ」，「考え過ぎですよ」という言葉は禁句です。なぜなら，彼らにとっては，全てが事実であり，また，思い過ごしではないからです。

　そして次に，症状による彼らの疲弊レベルを評価します。彼らのほとんどは，症状により周囲からいやな目で見られている，あるいは，避けられていると言うでしょう。そのため，自由な行動が妨げられていることも少なくありません。また，一日中緊張状態にありますから，かなりの疲れを感じているものです。

　患者さんにとっての症状は事実であることをしっかりと認めた後，次のように言ってみます。

「ずいぶんと長い間，辛い症状を抱えて，ひとりでがんばってきたのですね」と，まず，これまでの苦痛をねぎらい，その事実を認めます。そして，「それほどまでにあなたを苦しめてきた臭いですから，その治療を最優先させたい思うのは当然のことでしょう。しかし，もうひとつ今のあなたには，明らかな症状があるように思います。それは，臭いが気になることで，必要以上に過敏になっているということです。そして，そのために，あなたはすでに，とても疲れ果てているように思えるのです。今はまず，その過敏さを和らげ，疲労を回復させることを考えませんか。それらの治療を専門にしているのは，精神科の先生になります。私は，それらの専門の先生方と一緒に，あなたの症状を診ていきたいと思うのですがいかがでしょうか？」と伝え，過敏さの治療を勧めてみるのです。

要するに，患者さんの立場に立って，今，患者さんが困っていることを評価します。なぜならば，多くの人は，何らかの症状で困らなければ，医療にかかろうなどと思わないからです。お腹が痛いから，内科に行き，また，歯が痛いから，歯医者に行くように，彼らも，精神的症状での苦痛を意識しなければ，精神科を受診しようなどとは思わないでしょう。

ここでは，①鼻の臭い，②外出時の緊張・過敏さ，③疲労，などがそれに当たります。この中で，外出時の過度な緊張と過敏さ，さらにそれらに伴う疲労感の緩和は，十分医療の対象となる症状です。もちろん，この治療の専門家は精神科医になります。これらのことを，患者さんに分かりやすく説明していくのです。

この時点でも，まだまだ，身体病への確信は強いものと思われますが，まずは，専門の医療にのせることを目的に，援助していくことが大切です。

5 精神症状の評価

(1) うつ状態の評価

多くの場合,人は自分がかつて経験がしたことがないと感じる強いストレスにさらされたとき,うつ状態(場合によっては躁状態)を示します。

医療スタッフにとっては,珍しくない病名や病状の告知も,患者さんにとっては,「かつて,経験のしたことのない体験」であることが少なくありません。うつ状態は,すでに,免疫機構に影響を与えることが明らかになってきています[3,4,5]。つまり,うつ状態は,体の病気の治療効果を上げるためにも,的確に診断する必要のある精神症状ということができるでしょう。

典型的なうつ病には,見るもの聞くもの全てが悲痛に感じられる(悲哀感),何を考えても全て悲観的な結論に結びついてしまう(悲観的思考),生きていても仕方がない,いっそ死んでしまいたいと感じてしまう(希死念慮),さらに,やらなくてはと思っても体が動かない(運動制止)などの精神症状が伴います。また,それらの症状は,1日の前半が重症で,夕方ころから比較的楽になるという現象(日内変動)もみられます。

さらに,睡眠障害,とくにまだ暗いうちに目が覚めてしまう早朝覚醒や,食欲減退,口渇,便秘などの身体症状も現れてきます。悲観的思考が強くなると,ときに妄想的になることもあります。

いずれにしても,『悲哀感』『悲観的思考』『希死念慮』『日内変動』『早朝覚醒』,それに身体症状が伴う場合には,治療を要するうつ病,うつ状態があると評価されます。可能性が疑われる場合は,十分に問診する必要があるでしょう。

(2) 躁状態

病気への罹患やそれに伴う社会的役割の喪失は,うつ病の誘因になりやすいストレス因ですが,それらの精神的苦痛を避ける反応として,躁状態が現れることがあります。これを躁的防衛といいます。

躁病の症状の程度はさまざまで,ニコニコとご機嫌な軽い躁状態から,イライラと不機嫌になり,ちょっとしたことで突然怒り出したり,また,機嫌がよいかと思えば急に不機嫌になるなど,感情がひどく不安定になることもあります。

あるいは,誇大妄想的になったり,モラルをなくしたような行動をとる場合もあります。

躁状態の間,彼らは身体的疲れを訴えることはほとんどありません。また,「眠らなくても元気に活動できる」,あるいは,「体の病気は全く良くなった」と言うこともあるでしょう。「睡眠はとれていますか」と聞くと,「十分です,昨日は2時間も寝てしまいました」などと,自信をもって答えることすらあります。

しかし,実際,体はひどく消耗していますから,本来の病気への悪影響は否定できません。場合によっては,突然死などということにもなりかねません。

うつ病同様に,こうした状況では,ただちに精神科医による治療が必要となります。

引 用 文 献

1) 深沢道子: 医療場面におけるコミュニケーション・スキル．ライフプランニング センター，東京(2000)
2) 竹内知夫: 心の病気－やさしく理解しよう－(増補改訂版)．星和書店，東京(1999)
3) Leaverton DR White CA, McCormik CR, et al. Parental loss antecedent to childhood diabetes melitus. J Am Acad Child Adolesc Psychiatry 1980; 19: 678-689
4) Gerbert B. Psychological aspects of Crohn's disease. J Behav Med 1979; 3: 41-588
5) O'Connor GR. Factors related to the initiation and recurrence of uveitis. Am J Ophthalmol 1983; 96 : 577-599

参 考 図 書

- 高橋三郎，大野 裕，染谷俊幸: DSM-IV精神疾患の診断統計マニュアル．医学書院，東京(1996)
- Aldrich CK: The medical interview—Gateway to the doctor-patient relationship, 2nd ed.
- 田口博國: 医療面接法－よりよい医師・患者関係のために－．医学書院，東京(2000)
- 町田いづみ: 臨床心理士仕事マニュアル．川島書店，東京(1999)

6 希死念慮

(1) 希死念慮への対応

　自殺既遂者は，自殺の直前に医療従事者と接触していることが多いという事実があります。自殺した躁うつ病患者の70％は，自殺決行前1カ月以内に主治医の診察を受けており，約50％は1週間以内に主治医に会っているといいます。それ以外の報告でも，50-70％以上の躁うつ病患者が，自殺前3カ月以内に医師の診察を受けているといわれています。

　一般に精神科以外の科では，希死念慮についての問診を回避する傾向が強いようです。それについて質問することが，患者さんの潜在的な希死念慮を意識化させてしまい，自殺企図に至らせてしまうのではないかと危惧するためであるようです。

　しかし，希死念慮を抱くうつ病患者さんこそ，今まで思ってもみなかった恐ろしい気持ち（希死念慮）を抱いていることに恐怖感を感じているのです。そんな時の患者さんは，希死念慮についての質問に対して「よくぞ聞いてくれた」という安心感を抱き，救われたような気持ちになるという事実は重要です。

　ですから，医療従事者は希死念慮が疑われる患者さんに対しては，それをじっくり聞いていかなければならないのです。その際には，順序立てて，しかも最後まで質問していくことが大切です。具体的には以下のような順番で話を聞いていくようにしましょう。

(1) 「気分がすぐれないですか？」

(2) 「そんなに気分がすぐれないと，時々は『もういいや』と思ったりもしますか？」

(3) 「よく，『もうどうなってもいいや』と思ったりしますか？」

(4) 「時々は，『死んでしまってもいい』と思いますか？」

(5) 「『死にたい』とよく思いますか？」

(6) 「死ぬための方法を考えたことがありますか？」

(7) 「どんな方法で死のうと思いましたか？」

(8) 「実際に死ぬ計画を立てたりしましたか？」

(9) 「今でも死のうと思っていますか？」

などと質問していくのです。

　そして，そのような場合にも，最後に「あなた自身が思っているわけではありません。これは，うつ病という病気が思わせているのです。普段のあなたなら思ったりしないことはよく分かります」というサポートが必要になります。この言葉によって，患者さんはホッとすることが多いようです。
　さて，よく知られていることですが，うつ病患者の抑うつが治療

によって改善してきたときに，むしろ自殺企図の危険性が高いという点も忘れてはいけません。単純に言えば，「抑うつが重度の時には自殺する気力もないが，抑うつが少し良くなると自殺する気力くらいは生じてくるからである」と説明されています。

(2) 自殺企図者への対応

今度は実際に，自殺未遂をして搬送された場合の救急病院のスタッフの課題について説明します。自殺企図患者へのアプローチは，やはり精神科医が担当することが多いため，精神科が設置されていない救急病院でも，当然，精神科医が非常勤で勤務していたり，少なくとも，紹介できる精神科医が近隣にあることが望ましいでしょう。

自殺企図に関しては，それがパラ自殺(本格的な自殺ではない自殺企図)であろうと，搬入された直後から明るい表情であったとしても，全例，精神科にコンサルトするようにしたほうがよいでしょう。企図後できるかぎり早く，精神科的な診察が必要であること，退院後になって他の精神科の病院やクリニックを受診するのにはかなりの勇気や動機づけがないと難しいことなどから，やはり常勤の精神科医，あるいは少なくとも非常勤の精神科医くらいは，救急施設を有した総合病院には欲しいものです。

それはともかくとして，自殺企図後に患者さんがカタルシス(浄化作用)によって，一見，明るく見え，「もうしませんよ」と自ら口にしたり，医療者の「こんな馬鹿なこともうしちゃダメだよ」という説得に，明るく「ハイ」と答えるような場合には，医療者側が無意識的に抱いている，再企図への不安感はかき消されてしまうことになります。

医療者が心のどこかで,「ちょっと危ないなあ」とか,「また,やるような気がする」と思っていた(精神科医でなくとも,救急医や救急ナースは,この辺の勘のようなものは,皆,等しく持ち合わせているものです)としても,カタルシス後の患者の明るさが,その不安を否認させてしまうのです。死,とくに自殺は,医療者にとっても不快で嫌なテーマですから,救急スタッフにとっても,自殺企図者に対してはできるだけ表面的な部分で,できるだけ明るく接していたいという心理機制があるのです。

　静かなところで,自殺に至った背景を聞いていくのは,自分自身にとっても不快であるし,何よりも,患者さんを内省させ後悔させ,結果的に再企図への方向に導いてしまうような不安感を抱いてしまいがちなのです。しかしやはり,患者さんに最初に遭遇する救急スタッフは,そのような無意識的な心理機制を理解し,患者さんやご家族に接していかなければなりません。

　次に,救急スタッフは,自殺企図に至った経緯についてできるかぎり聞くようにするべきです。搬入された直後の,興奮した状態では無理ですが,まずは付き添ってきた家族や友人から,自殺企図に至る背景を聴取しておき,必ず患者さんからも聞きましょう。

　患者さんにとっては,まずは自分を助けてくれた医療者であるわけであるし,何よりも,自分の目の前に現れた初めての医療者ですから,話を聞いてもらうことによって,初めて安心できるはずの絶好の機会なのです。わずかな時間でも構いませんから,患者さんと1対1になって話を聞き,面接の終了時には,「そのことは皆で考えていきましょう」と保証することも忘れてはいけません。これは救急スタッフにこそできる危機介入であり,これがうまくいくと,患者さんは「初めて分かってもらえた」と安心感が得られるものなのです。

そして，この話を聞くときに一番大事なことは，自殺企図は，きわめて個人的な問題が背景にあるのですから，即座に否定したり，単純に戒めたり励ましたりといった，表面的で独りよがりの価値観による反応は厳に慎むことです。
　さらに，説得や説法といった態度も慎むべきです。そのことで，自殺企図率が低下したという研究はどこにもないのですから。
　さらに，現在における希死念慮についても頻繁に質問していったほうがよいでしょう。希死念慮については，目まぐるしく変化するのも理由のひとつですが，入院中の再企図は絶対に避けなければなりません。搬入されて処置後に，精神安定剤などによって熟眠できた翌朝には，患者さんの精神状態はかなり安定することが多いのですが，そのような時でも希死念慮については質問していかなければなりません。

7 チーム医療

　医療が細分化していくと,人の体は臓器単位で分割的に判断され,さらに,検査データだけで判別されるようなことも多くなっていくでしょう。そうした状況で危惧されるのは,患者さんをひとりの人間としてとらえ,全体的・統合的に接していくことが難しくなることです。現代医学の宿命ともいえるこの弊害を乗り越えるために,医療者はチーム医療を意識し,複眼視的で包括的な見方をする必要があるのです。

　しかし,がんなどの重篤な疾患の病名告知をめぐっては,『医療チーム』のもつ意味が,微妙に異なってくることがあります。そこで,ここでは,いくつかのモデルを示してみようと思います。

　通常,医療におけるチームの成員は,主治医・ナース・その他の医療スタッフから構成されると考えられています(次頁の図中A)。

　日常臨床の中で,『チーム医療』の概念が意識化されるのは,例えば,患者さんが問題行動を起こした場合,治療方針の決定が困難になった場合,あるいは,主治医とその他の医療スタッフの言葉に矛盾が生じ,それによって患者さんが不安を感じた時などです。とくに,リハビリテーション医療など,多くの職種が関与する臨床の現場では,チーム医療という考え方は,好むと好まざるとに関わらず,臨床的ニードとして自然発生してくることでしょう。

　具体的には,少し時間をとってカンファレンス(これに精神科が入る場合に,最近ではリエゾン・カンファレンスと呼ぶことが多くなっています)を開くこともあります。しかし,現実には,主治医

医療チームの形態

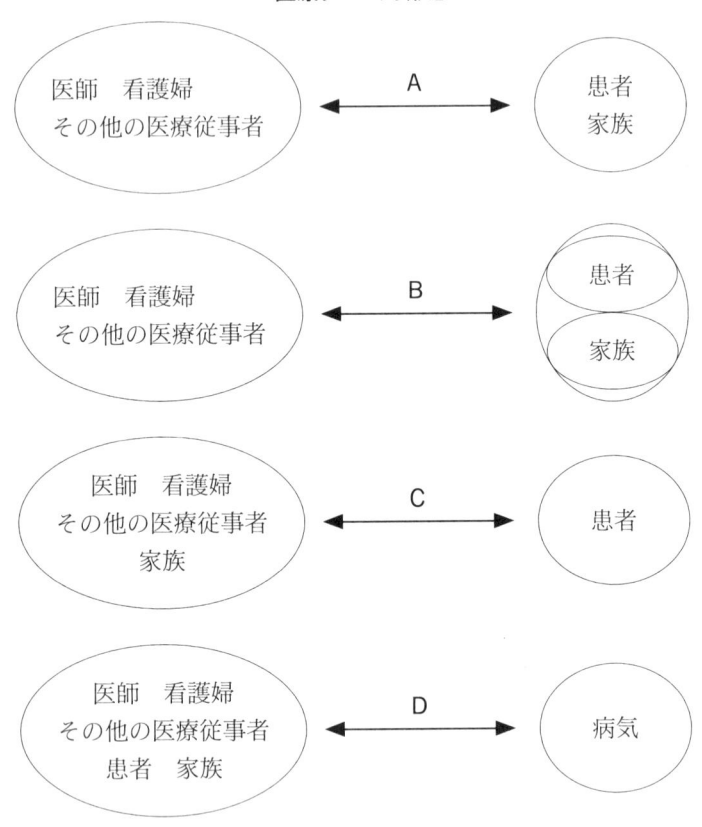

```
[医師 看護婦 その他の医療従事者] ←A→ [患者 家族]

[医師 看護婦 その他の医療従事者] ←B→ [患者／家族(重なり)]

[医師 看護婦 その他の医療従事者 家族] ←C→ [患者]

[医師 看護婦 その他の医療従事者 患者 家族] ←D→ [病気]
```

A: 医療従事者が結束して患者・家族同盟と対峙している

B: 医療従事者が家族だけに病名を告知すると、患者と家族が分裂する

C: 医療従事者が近寄ってきた家族だけをチームに入れ、患者だけが孤立している

D: 医療従事者が患者・家族とチームになり、一緒に病気に向かっている

が自主的にチームという概念を提案することは少なく，多くは，看護スタッフからの要請で行われているのではないでしょうか。

　日本のがん診療の場面を例にあげて考えてみましょう。まずは，がん告知の場面を例にしてみます。この病名告知の問題は，さまざまな観点から，多くの関係者の注目を集めています。しかし，現実の日本の医療の中にあっては，とくに患者さん本人には告知できないような悪性疾患の場合，病名や病状告知は，家族だけになされることがまだまだ多いのです。つまり，患者さんには内緒にしておく，患者さんは蚊帳の外という事態が，稀ならずあるのです(図中B)。

　しかしこの場合，ご家族は，本人に嘘をつき続けなければならないため，本人に悟られまいと，とぼけたり，話題を避けたりしなければなりません。もちろん，悲しみを表現することも制限され，そのため，相当なストレスを抱えることになります。

　一方，不安を感じた患者さんは，ご家族や医師以外のスタッフに対して，巧みな誘導尋問をしかけ，事実を知ろうとするでしょう。つまり，ご家族だけに病名を告知するというスタイルでは，主治医だけはストレスを回避することができるのですが，医療スタッフ・患者・家族は，それぞれ新しいストレス状況に追いやられていくのです。この時点で，医療チーム内には亀裂が生れ，いずれは，もつれた感情状態に発展していくことになるのです。

　家族が「嘘」をつき続ける状況に疲れてくると，面会の回数は極端に減り，その時間も短くなってくるものです。そして結果的には，患者—家族同盟が分裂していき，家族は情緒的に，もはや患者さんのほうを振り返ることもできなくなります。そして，患者さんだけが孤立することになってしまうのです。

　しかし，あるご家族は，医療者サイドに近づいてくることがあります。つまり，患者さん本人に秘密を持っていることに耐えられな

くなったご家族が，医療者側に一体感を求めてくるのです。こうしたご家族の状況は，主治医との頻回な面接を希望してくることから理解されるのですが，他にも，例えば，病棟の看護婦や，他の医療スタッフと話し込む機会が多くなってくることでも分かります。しかし，この場合でも，図中Cで示すように，患者さんだけが孤立する構図には変わりはないのです。

　医療チームについての従来の考え方は，医療者サイドの連携が基本でありました。もちろん，このモデルも，状況に応じて，重要なモデルとなりえましょう。しかし，ここでは敢えて，この医療チームという概念を，医療者と患者・家族の全てを包含した医療チームの概念，つまり，患者・家族・親戚・友人らも医療チームに加わり，疾患に一丸となって立ち向かっていくモデルでなければならないことを提言したいと思います。

　病名の告知やインフォームド・コンセントの風潮が進んでくると，医療者が患者さんやご家族に対して秘密を持つことは少なくなります。しかし，そこには，医療者と患者さん・ご家族の双方にとっての，メリット・デメリットが，今より，一層あらわになってくることも確かでしょう。その時には，全てを包含したチームが病気に立ち向かうというモデル(図中D)が，いずれは必要になってくるであろうと考えています。

8 人の死について考える

あなたが「医行為」をおこなう医師として,「人の死」について,常に,そして何度も考えることは,とても重要なことではないでしょうか。脳死の問題ひとつをとってもさまざまな意見があります。最近では,国家レベルで自殺を認めるところもあります。

それらは,すぐに答えを出せるような問題ではありません。むしろ,考えれば考えるほどに,その答えは,それぞれの人々の心の中にしか見つけることができなくなるのかもしれません。

しかし,あなたは,人の生死に関わる臨床医として,そして医療スタッフのひとりとして,この難しい問題を考え続ける必要があるのではないでしょうか。

医師のコミュニケーションの技術が,患者さんの感情や態度に多くの影響をもたらすことは,これまでに述べてきた通りです。言い換えれば,患者さんとのコミュニケーションとは,治療に影響を与える行為,「人体に危害を及ぼすおそれのある行為」であり,「医行為」に含まれるものと解釈しても過言ではないでしょう。

患者さんとのより良いコミュニケーションを志す人には,そのような緊張感と仕事への誇りをもって,コミュニケーション技術についても専門的なトレーニングを積み重ねて頂きたいと思います。

あなたが身につけたコミュニケーション・スキルは,必ずやあなたと患者さんとの間に,良好な関係を築くことでしょう。

そして，何よりも，あなたの医療技術を発展させ，医療全体の質を向上させるであろうことを，私たちは確信しています。

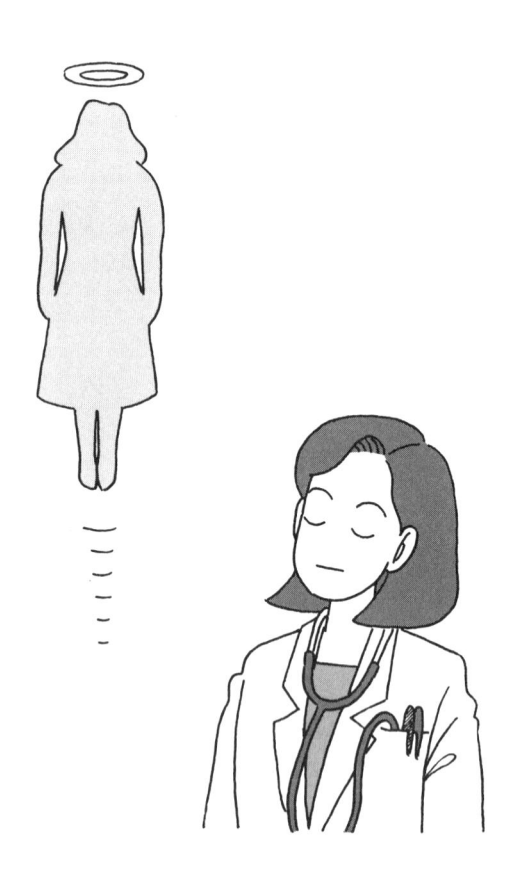

第 4 章

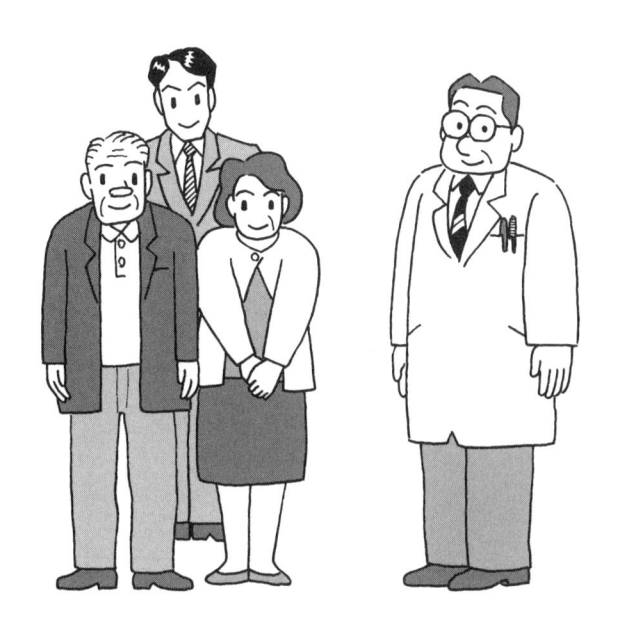

コミュニケーション・スキル・トレーニング III

実践編

1 いかに情報を伝達するか

　情報をいかに伝えるか，つまり，より効果的な伝達のためのスキルは，疾患の治療効果を上げるとともに，あなたと患者さんとの治療関係を，より意味深く，より充実したものにするでしょう。

　医療の中には，分かりにくい専門用語が，実にたくさんあります。専門用語は，医療者間の共通言語として使用する際には，たいへん有用な言語となります。しかし，それをそのまま，患者―医療者関係の中に当てはめることはできません。そこでは，新たに，共通に使用できる言語を作っていかなければなりません。

　ただでさえ，病気を理解するのは難しいことです。さらに患者さんにあっては，まさに人ごとでない説明を受けるのですから，さまざまな心理状況を経験するでしょう。

　分かりにくい専門用語を，分かりやすい言葉に置き換えて，患者さんやそのご家族に説明することは，ぜひとも身につけておきたいコミュニケーション・スキルです。なぜならば，同じ，薬が投与されても，病気に対する理解が，患者さんや，ご家族に十分理解されているかどうかによって，その治療の効果はずいぶんと違ってくるからです。

　この章では，本来，精神科で治療されるべき疾患であるにも関わらず，一般科を受診されやすい疾患をとりあげ，それをリーフレット形式で提示してみます。

2 せん妄への対応

せん妄状態

1．せん妄とは？

せん妄の定義

「せん妄」なんて言葉は，はじめて聞いたという人もいるかもしれません。実際にせん妄状態の患者さんを毎日みているにもかかわらず，病名を知らない人はけっこういるようです。

せん妄(delirium)は，身体因性の精神障害のひとつです。そして，「軽度から中等度の意識障害があり，不安や恐怖などの感情が体験される。そこでは，意味不明な言動や目的のない行動，さらに精神運動性の興奮が見られる」というように定義されます。

意識障害の程度によって，時，場所，人物に関する，現実を吟味する能力がまったく，あるいは部分的に損なわれるため，せん妄状態の時に患者さんが見たり聞いたりしたことは，あとで訊いても覚えていないことが多いものです。

せん妄の原因[1]

原因にはさまざまなものが考えられますが，直接的には，身体疾患による脳へのダメージや，脳自体の病変があります。脳が障害される体の病気はたくさんありますから，当然，せん妄の原因もさま

ざまなわけです。

　一般科でよくみられるせん妄の原因となる疾患には，薬物中毒，肝臓障害や腎臓障害，あるいは呼吸不全などによる代謝性脳症，硬膜下血腫，脳出血や脳梗塞などの脳血管障害，アルコールの退薬症状，てんかんと，挙げはじめたらきりがありません。

　また，睡眠障害，入院などの環境変化，痛みや頻尿などの身体的ストレス，経済や家族の問題などの精神的ストレスが，発症の誘発因子になります。さらには，高齢や痴呆，脳血管障害の慢性期などが，発症の予備因子となります。多くはこれらの因子が重なっておこってきますが，誘発因子や準備因子だけでも症状が現れることがありますから，せん妄状態は，誰にでも起こりうるといっても過言ではないでしょう。

　せん妄状態のあることは，病気の治療や検査の妨げになることが少なくありません。例えば，点滴のラインをはずしてしまったり，安静を必要とするような状態でも，歩き回ってしまったり，夜間眠らず，大声で騒いだりなどの問題行動が頻発します。

　治療の基本は，まず直接的な原因と考えられる因子を取り除くことです。そして，その後，必要に応じて，薬物療法が行われます。薬物療法に関しては，患者さんの身体状態によって，さまざまな角度からの注意が必要となりますから，精神科医との連携によって，慎重に施行されることが好ましいでしょう。

2. せん妄の発見

せん妄の鑑別

　せん妄は意識の障害ですから，抑うつ状態や痴呆とは明らかに異なる疾患なのですが，観察される症状に似かよった部分があるため，

その鑑別のさいには，さまざまな角度からの情報が必要となります。

せん妄のような意識障害は，観察される症状から，ときに精神病とかん違いされることもあります。

いわゆる3Dといわれる，せん妄(Delirium)，うつ病(Depression)，痴呆(Dementia)の3つは，互いに見間違われやすいものですから，十分に病歴や病状を考慮して鑑別する必要があります。

病歴，発症パターン(急性発症)，身体疾患の存在(中枢神経疾患や代謝疾患，内分泌疾患，自己免疫疾患，栄養障害，低カリウム血症など)，服用中の薬物(ステロイド剤，ベンゾジアゼピン系の睡眠薬，抗パーキンソン剤など)，アルコール依存の有無などに留意しながら，意識障害を鑑別していきます。

事例

68歳　男性。

50代から肺気腫の治療を受けていますが，最近は病状も安定し，某金融機関を定年退職後は，奥さんと二人で年金生活をしています。性格は几帳面で，やや気むずかしいというのが奥さんの評価です。

今年の春先，何年ぶりかで風邪をひきました。40度近い高熱が出たあと，咳や痰のために呼吸も苦しくなり，夜もあまりよく眠れない日が何日かありました。病院からは，風邪薬や抗生物質のほかに，軽い睡眠薬も投薬されていたようです。

熱が下がり，咳や痰もだいぶ減ってきたある夜中，急に起きあがったかと思うと，「誰かが家に入ってくる」，「ドロボウだ！」，「警察をよべ！」と大騒ぎになりました。奥さんが止めるのも聞かずに110番通報したため，警察官が駆けつけたところ，本人はまた眠ってしまいました。奥さんが事情を説明して帰ってもらいましたが，警察官からは，精神科への受診を勧められました。

しかし，翌朝になると，本人はこの騒ぎを全く覚えていません。もちろん精神科受診などにべもなく拒否します。昼間，うとうと眠りこけることが多いほかは，別段変わったところはありません。

前夜のことを心配した奥さんは，睡眠薬を少し多めに飲ませました。ところが，やはり，深夜の2時頃になると起きあがり，今度は「火事だ！」，「消防をよべ！」と騒ぎます。なかなか収まらないため，本人をなだめることも含めて，奥さんが救急車をよび，かかりつけの病院まで搬送してもらいました。そして，せん妄状態の診断のもとに精神科の専門治療を受けることになりました。

症状の評価

せん妄の症状は，しばしば夜間にかけて増悪します。そうしたケースでも，よく観察していると，すでに夕方ころから何かわけの分からないことを言っていることが多いものです。しかし，「さあ，眠りましょう」というころで大騒ぎになって，はじめてスタッフが気づくということも少なくありません。このとき，適切な処置がなされないと，夜じゅう騒いでいる結果となりますから，当然，夜間の睡眠が妨げられてしまいます。夜間に十分な睡眠がとれないことは，それだけでもせん妄の症状を悪化させますから，睡眠への対応はたいへん重要なこととなります。そのためには，夜間の状態を十分にチェックすることが必要となります。

処方された薬物を何時に服用し，それによる変化や効果はどうかなどについて，よく観察しなければなりません。しかも，時間軸で理解できるような観察記録が必要となってきます。

もちろん観察の際には，せん妄についての一定の知識に基づいた視点が必要です。知覚障害や妄想の程度や種類，精神症状や気分の変わり具合，症状そのものの変化などは，最低でも押さえておきた

い情報です。

3．病棟でのケア

せん妄患者さんの心理

　せん妄状態への治療に関しては，すでに前のページで述べましたが，入院中の患者さんに対しては，さらにケア上の注意点があります。

　せん妄の患者さんは，不安や恐怖，または当惑などの状態に陥っていることが少なくありません。何者かに連れ去られる，あるいは閉じこめられるといった体験をする人もいます。ここがどこなのかわからず，何をされるのだろうかと，常にビクビクしている人もいます。そうした感じは，ちょうどリアルな夢をみているときに似ているようです。もちろん本人には，これらが夢であるとの認識はありませんから，とても恐ろしい状況に置かれていることになります。

　ですから，不注意な近寄り方をすれば，ときに，殴られたり，蹴られたりすることもあります。考えてみれば当然の反応です。例えば，どこか分からないところへ連れ込まれ，見ず知らずのものが突然近寄ってきたらと考えて下さい。しかも，患者さんはベッド上に横になっているわけですから，そこを上から見下ろされること自体，威圧感を感じるものです。そうした状況で，その患者さんが，近寄ってきた者になにか恐ろしいことをされるのではないかと感じたなら，きっと必死の抵抗をするでしょう。くり返しますが，せん妄状態とは，意識が障害された状態ですから，状況判断は非常に難しいのです。

　患者さんが，こうした状態にいるのだということをしっかり理解しておくと，おのずからケアの方法や注意点が浮かんでくるものです。

まず、とくに不安や恐怖を感じている患者さんに対しては、「ここが安全な場所であること」を、くり返し説明します。さらに、過度な刺激を与えない、部屋やベッドの位置を変えない、患者さんに接する人は、家族や顔なじみの医療従事者に制限するなど、環境を整えることも必要でしょう。また、夜間には、枕元を明るくしておくことが、症状緩和に有効なことがあります。

患者さんのケアの実際

せん妄状態の患者さんには、しばしば睡眠－覚醒リズムの障害が現れます。このリズムを強化する因子として、「光」を当てる治療法が有効となることがあります。つまり、日中、車椅子などで患者さんを外へ連れ出すことで、せん妄症状が緩和されることがあるのです。しかしここでは、単に「光」効果のみならず、医療スタッフや、ご家族とのコミュニケーションが有効に作用しているものと思われます。

せん妄患者さんへのケアの中では、転倒や転落などの危険への注意も、十分に行わなければなりません。部屋から出てしまったせん妄状態の患者さんを、いかに誘導するのか。これにはちょっとしたコツがあります。簡単な方法ですから覚えておいて下さい。

彼らは、何かされることへの不安がありますから、無理に引っぱらないことです。むしろ、私たちスタッフが誘導されているような状況を作ります。例えば、患者さんに、こちらの腕をつかんでもらいます。手首の当たりをつかんでもらうようにすれば良いでしょう。そして、その腕を患者さんに押してもらうようにするわけですが、方向はこちらが決め、自然に部屋へ誘導して行きます。

ときに、患者さんの様子は、こちらの言っていることが理解されていないように見えます。そのため、説明するスタッフの声は、く

り返すたびに大声になっていくことが少なくありません。はたから見ると、まるで難聴の人と話しているかのようです。彼らは耳が遠いわけではありません。むしろ、感覚が過敏になっていることが多いわけですから、大きな声での話しかけは苦痛を与えることになってしまいます。

　どんな場合でも、患者さんの人格を尊重して、コミュニケーションをはかっていくことが大切です。

ご家族のケア

　さらに、ご家族に対して、患者さんの状態を分かりやすく説明し、場合によっては、対応の仕方についても、指導しておく必要があるでしょう。ご家族の多くは、突然の患者さんの変化にとまどっていることが多いものです。「体の病気を治すために入院したのに、なんだか変なことばかり言っている。ボケちゃったのかしら。気が変になったのかしら。治らないかもしれない」など、いろいろな心配をしています。夜間ご家族の方に付きそってもらうようなことも多くありますから、ご家族のケアも大切な仕事のひとつです。

　また、ご家族には、見慣れた環境が患者さんの不安を和らげることを説明し、日頃、患者さんが使い慣れている寝具や、身の回りのものを用意してもらいます。このように、ご家族には、発症の初期から協力を得ておくことも重要です。ときに症状は、自宅で過ごすことで早急に緩和されることがあります。しかし、症状を残す患者さんを自宅で見守ることは、ご家族にとっても、大変なストレスとなるものです。そうした状況でも、早い時期から、ご家族が治療チームの一員をしての意識をもつことで、積極的な協力が得られることが少なくありません。

3 パニック障害への対応

不安障害（パニック障害）

1. 不安障害とは？

不安障害の定義

不安障害の患者さんは，特別な理由や原因がないのに，なんとなく落ち着かず，いても立ってもいられない状態を訴えます。さらに，何に対してそう感じるのか，自分でもよく分からないのですが，漠然としてとらえどころのない恐れや不安を感じ，同時に，さまざまな体の症状が現れてきます。それは，心臓がドキドキする（動悸），呼吸が荒くなる（過呼吸），口の渇き，発汗，頻尿，下痢，めまい，熱っぽさ，吐き気など，いわゆる自律神経症状といわれるものです。

これらの症状が慢性的，持続的にあるのが全般性不安障害，発作的に起こるのがパニック障害というように区別されます。

さらに，起こりそうもない不運な事態を先取りして，「ああなったらどうしよう」「こうなったら大変だ」と思い悩むことを，『予期不安』といいます。

以上のような不安症状は，ストレスにさらされれば誰にでも起こりうるものです。しかし，治療の対象となるのは，不安に伴う心身の症状が重症で，かつ長びくために，日常生活に大きな支障をきたしているような場合です。

不安の出現の仕方

　パニック発作は、いつどこで起こるのか予測することができません。このような発作が何度も重なったり、あるいは一度でも大きな発作を経験すると、「また、あの恐ろしい状態になるのではないか」との考えが、一日中頭から離れなくなります。いわゆる〝予期不安〟を常に抱くようになるのです。

　「ひとりでいるとき、発作が起きたらどうしよう」、「電車の中で発作が起きたら、すぐに降りられるだろうか」と四六時中、不安を感じるようになり、ひとりでの外出ができなくなったりします。乗り物にも乗れなくなったりと、日常生活に支障をきたすことも少なくありません。

事例

　28歳　男性。

　朝の通勤電車の中で、突然、息苦しくなり、動悸がして、いまにも心臓が止まってしまうのではないかと思うほどの苦痛を感じました。快速電車に乗ったため、すぐには降りられず、その間が、いつもの３倍、４倍の長さにも感じられます。

　気が狂ってしまうのではないかとさえ感じるような苦痛に耐えながらいると、やっと、電車が駅に着きました。彼は必死の形相で駅員に助けを求めます。そのまま、救急車で病院へ運ばれ、心電図その他の検査を受けたのですが、どこにも全く異常がないと言われ、軽い安定剤を処方され、そのまま帰されてしまいました。

　その日は、会社へは行けず帰宅したのですが、ひとりで部屋にいると、今度は、いても立ってもいられない不安感を覚えます。しだいに呼吸が荒くなり、手足がしびれ、また、強い動悸の発作が襲っ

てきました。やっとの思いで，救急車を呼び，病院へ運んでもらったのですが，ここでも，検査結果には全く異常がないと言われました。

その後，「また発作が起こるのではないか」との心配から，ひとりでいられず，しかたなく，実家から母親に応援に来てもらったのですが，不安からは逃れられません。さらに，いつ発作が起こるかと思うと，通勤に快速電車が使えません。そのため，いつもより2時間も早く出勤する日が続いています。

この例のように，これらの発作に見まわれた方は，心臓の発作を心配して，まず内科の外来を受診することでしょう。発作の時の胸苦しさが，尋常ではないからです。しかし，病院で心電図，その他の検査を受けても，どこもなんともないと言われてしまいます。「なんでもないのに，なぜあんなに苦しかったんだろう」，「気のせいなんかでなく，本当に苦しかったのに」と疑問を感じる方も少なくないでしょう。同時に「医師からなんでもないと言われてしまったなら，今度発作が起きた時は，どうすればいいのだろう」と，新たな不安も出てくるでしょう。

パニック発作の起きている現場では，確かに動悸や頻脈があるようです。さらに，それらに引き続いて，過呼吸の発作が起こると，手足はしびれ，目はかすみ，時には意識が遠くなることがあるようですから，症状はかなりの苦痛を伴うことになります。

内科などで「なんでもないです」という場合は，「現在，心臓には目で見た（形態的）変化や異常はありません。さらに，その働き（機能）にも，問題はありません」ということを意味します。

心臓に原因がないのに，なぜあんなに苦しい発作が起こるのでしょうか？　残念ながら，不安障害の原因は，いまだ十分に分かって

いないのが現状です。しかし，対処法がないわけではありません。

不安障害の原因

一般に不安障害の発症には社会的，環境的要因が関与すると言われていますが，それでは同じ条件下で，全ての人が強い症状を呈するかというと，そうではありません。その意味では不安障害になりやすい体質というものも，原因のひとつと考えられるでしょう。

残念ながら，不安障害の原因については，医学的原因が十分わかっていないのが現状です。しかし治療を受けることで，症状はかなり緩和されます。原因をあれこれさぐるより，症状が軽くなり一日も早く日常生活に戻れるようになることを中心に，治療目標を設定していくことが大切です。

2. 不安障害への対処

薬物療法

現在では，不安感を和らげることを目的とした，さまざまな種類の薬が開発されています。いわゆる，安定剤とか，抗不安剤と言われるものです。これらの薬を服用することで，対症療法的ではありますが，不安感はすいぶんと緩和されるようです。

中には薬を飲むことに強い抵抗を感じる患者さんがいるかもしれません。しかし，症状が和らぐことで，日常生活が自由に送れるようになるのであれば，これは大変嬉しいことです。症状のために，行動範囲が限られてしまったり，あるいは，毎日，症状のことばかりを考えて生活する苦しさからも少しづつ解放されるでしょう。

薬を飲みながらでも，とにかく多くの場面を経験すること。そして「大丈夫」の感覚を取り戻していくことは，この障害の治療にと

3. 患者さんへの説明

いかに説明するか

　動悸や頻脈，発汗，疲労感，めまい，ふらつき感など自律神経の高ぶりにともなう症状は，甲状腺機能亢進症（甲状腺からのホルモンの過剰分泌）や，ある種の中毒にもみられます。

　また，心筋梗塞や狭心症，あるいは不整脈などの心臓の病気による発作を実際に経験したあと，パニック発作が起こってくることも決して珍しくありません。反対に，パニック発作だと診断されても，のちに心臓の病気にかかることもあります。

　いわゆる心臓発作とパニック発作は全く別のものですから，ひとりの人が，両方の発作を起こすこともありますし，また，心臓の発作を起こしたらパニック発作を起こさない，あるいはその逆でもありません。

　ですから，我々医療スタッフは，「精神症状のもとになっている体の病気はないだろうか」，「他に見過ごしている身体症状はないだろうか」ということを常に念頭におきながら，注意深く観察しています。

　さらに，前回の発作が，心臓や他の体の病気によるものでなかったとしても，「今回，訴えられている症状は，何が原因なのだろうか」というように，常に新たな症状として観察をしています。

　今日の検査の結果では異常はありませんでした。しかし，あなたが激しい動悸の症状で困っていることは確かでしょう。これらの症状は，体の病気以外でも現れてくることがあります。例えば，パニック発作という病気がありますが，そこでも同様な症状が観察され

ます。ただし，いまの症状が，そうした原因によるものかどうかは，私には判断できません。専門の先生は，精神科の先生になります。私は，それらの専門の先生方と一緒に，あなたの症状を診ていきたいと思うのですがいかがでしょうか？

　仮に，自分の科での治療適応がない疾患であっても，他科での治療が必要と思われる患者さんに対して，その受診援助をしていくことは，医療スタッフとして，重要な仕事のひとつとなるでしょう。
　患者さんにとっての利益を優先に，早期から適切な治療が受けられるよう援助していくことを忘れてはいけません。

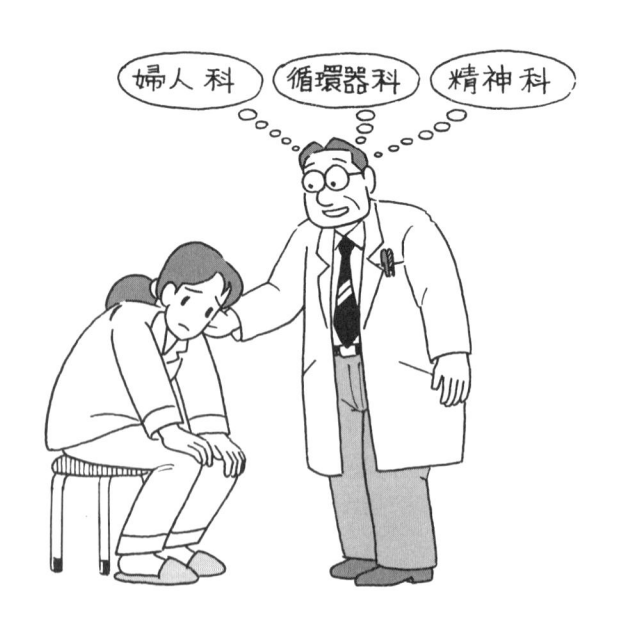

4 強迫性障害への対応

強迫性障害

1. 強迫性障害とは？

強迫性障害で現れる症状

　自分でも,「くだらない」,「ばかばかしい」と分かっていても, 何度も同じことを考えたり, 同じ行動をくり返してしまう病気です。もちろん, こんなことは, 不合理なことだということは十分理解しながらも, 自分の力では, その行動がどうしても止められません。

　このように, 同じことを何度も考えてしまうことを『強迫観念(obsession)』と言います。さらに同じ行動を何度もくり返してしまうことを『強迫行為(compulsion)』といいます。強迫行為とは, 強迫観念によって生じる不快感や苦痛を解消するためにくり返し行われる行為のことです。

　例えば,「手が汚れているのではないか」, との強迫観念から生まれる不安や不快感を解消するために, 何十分もの間, 手を洗い続けてしまうという強迫行為が現れるような病気です。ほかにも, ガス栓を閉めたか, カギをかけたかどうかが気になり, 何回も確認してしまうような状態があります。

　ここでひとつ, 注意しなければならないことがあります。というのは, 健康な人の中にも, 例えば, 計算を間違わないように, 何度

か確認するとか，良い仕事をするために，細かいところに気を配るような強迫的な行動があります。こうした行動は，高い目標達成のために必要なことです。つまり〝好ましい強迫症状〟とも言えるわけです。

治療の対象となるのは，強迫行為により，日常生活に障害をもたらすような病的な強迫症状です。

事例

38歳　女性。

「数カ月前から，台所仕事が全くできなくなってしまった」との訴えで受診してきました。

『お皿に汚れが付いている』という考えが頭から離れず，そのため，毎食後の洗い流しに3時間以上もかかってしまいます。皿の一枚一枚を指先でなぞるようにしながら，汚れがついていないか何度も確認するのですが，全部洗い終わった後も，まだ汚れがついているように感じられて，再び洗い直さずにはいられない気持ちになります。そうした行為が一度の洗い流しに5～6回くり返されます。

自分でも，「くだらない」，「すでにきれいになっている」と分かっているのですが，ひとたび洗いはじめると，どうしても，やめられなくなってしまいます。

日を追うにつれて，洗っている時間がどんどん長くなってしまうため，洗い終わった後は，疲れ果ててしまいます。しだいに，汚れものがでることを恐ろしく感じるようになり，ついに，食事の支度そのものができなくなってしまいました。

2. 強迫性障害のとらえ方

強迫性障害の経過と原因

　残念ながら現在では，強迫性障害は長い期間持続すると考えられています。場合によっては，何年，あるいは何十年と続くこともあります。その間には，非常に症状が重くなることもありますが，反対に日常生活にほとんど支障を来さない程度に回復する時期もあります。しかし，症状が長く続くという意味では，深刻な慢性疾患のひとつといえるでしょう。

　また，強迫性障害の原因については，いまだ明らかにされていないのが現状です。しかし，ある種の薬物を使うと症状が軽くなることが分かっています。このことは，この病気が，単にストレスなどの環境の問題や個人のパーソナリティーの特徴によってのみ起こるのではなく，なんらかの体質的な要因が関わっていることを推測させます。

　しかし発症に関しては，社会的・環境的因子を全く否定することはできません。過度な緊張を強いられる環境や，複雑な人間関係がもたらすさまざまなストレスが背後にあって，その後のわずかなきっかけが発症を誘発したりします。現在では身体的因子と社会的・環境的因子の関係に焦点を当てた研究がすすめられています。

　今後これらの研究は，病気の原因とその治療法をさらに明らかにしていくであろうと，大いに期待されています。

3. 強迫性障害への対処

薬物療法と行動療法

　精神科での強迫性障害の治療は，ケースバイケースで行われます。症状のために困っている問題を明らかにし，本人にとってどういう治療法が良いかを考えていきます。

　現在行われている主な治療法のうち，ここでは「薬物療法」と「行動療法」を紹介します。

〈薬物療法〉

　ある種の抗うつ剤（うつ病の治療薬）が，強迫性障害の治療に広く用いられています。抗うつ剤を使うといっても，患者さんにうつ症状があるというのではなく，そうした症状のあるなしに関わらず，強迫性障害の症状そのものに治療効果があることが明らかになっています。私たちの脳の中では，ある種の化学物質によって，ひとつの神経細胞から他の神経細胞に情報が伝達されています。この化学物質のことを，神経伝達物質とよびます。これらの抗うつ剤の特徴は，脳内のある種の神経伝達物質の反応を活発にすることにあります。

　中には，薬を飲むことに強い抵抗を感じる方がいるかもしれません。薬の種類によっては，口の渇き，便秘といった副作用がでることがありますが，多くの場合，効果が副作用を上回ることの方が多いものです。

〈行動療法〉

　私たちの行動は，環境やさまざまな条件にうまく調子を合わせる

ことができない場合に，問題行動，あるいは不適応行動と呼ばれます。行動療法とは，これらの不適応行動を減らしたり，取り除くとともに，状況により適した行動を強化していこうとする心理療法のひとつです。

この行動療法が強迫性障害に対して，有効な治療手段になることが確かめられています。具体的には，意図的に患者さんが恐怖を感じる対象や場面に直接対面させ，その際，刺激を段階的に強めていって，徐々に強迫観念に伴う不安を和らげていきます。

あるいは，不潔恐怖症のような患者さんに対して，本人が汚いと感じている対象に積極的に触れることを促し，その後，しばらくは手を洗う機会を与えないでおくといったやり方があります。強迫性障害の患者さんに対するこれらの行動療法は，大きな効果を期待できるものとして，薬物療法と並んで，今日，大いに注目を集めています。

4．受診への援助

治療の機会を逃さずに

強迫性障害における症状は，本人を精神的にも，体力的に大変消耗させます。また，この障害は，男性にも女性にも，さらに人種を問わず同じように現れてきます。また，こうした疾患にみまわれた方の多くは，自分でも不合理だと分かっていても同じことを何度も考えたり，同じ行動をくり返してしまいます。そのため，症状を隠し続けることが多く，治療への機会を失いやすくなります。したがって，本人のみならず，周囲の者が病気についての理解を深め，早めに有効な治療を勧めることが大切になってきます。

5 依存性物質による精神障害への対応

依存性物質による精神障害

1. 依存性物質による精神障害とは？

依存物質

　ある種の薬物や物質の使用が，本人にとって不利益になるにもかかわらず，その使用をやめられなくなった状態を依存症と呼びます。例えば，肝臓が悪いのに晩酌をやめられない人は，飲酒量が少なくてもアルコール依存の状態と言えます。

　依存性をもつ物質には，アルコール，覚せい剤，ヘロイン，コカイン，有機溶剤(シンナー)，各種の向精神薬などいろいろあります。

　また，依存症には，身体依存と精神依存の2つがあります。まず，身体依存は，依存性物質の使用を中断したり減らすことによって，激しい退薬症状(離脱症状あるいは禁断症状)が出現する深刻な依存状態です。

　一方，精神依存には，はっきりとした退薬症状は現れませんが，薬の中断は強い精神的苦痛や渇望感をもたらします。このため，薬物依存症者は，薬を手に入れるためにあらゆる努力をすることとなり，しばしば犯罪につながります。ヘロインやコカインなど強烈な精神依存を形成する薬物への依存症では，生活の全てが薬に支配され，薬を手に入れ使用することのみが生きる目的になってしまうこ

とさえあります。

2. アルコール

急性アルコール中毒

　アルコールは，精神活動を抑えるタイプの薬物に属しますが，アルコールの血液中の濃度やアルコールに対する個体の感受性などによって，その効果は変わってきます。例えば，少量のアルコールは気分を和らげ，血液の循環を良くしますから，対人関係を円滑にしたり，リラックスした気分にさせてくれます。しかし，血液中の濃度が上がるにつれて脳の高度な精神機能が抑制され，攻撃的な行動があらわになることもあります。さらに深酒になると，意識を失い，場合によっては，昏睡から呼吸や心臓の停止に至ることもあります。

　アルコール摂取によるこれら一連の変化を，急性アルコール中毒と呼びます。このうち，意識をなくすまでの状態が酩酊状態と呼ばれるもので，人は酩酊状態を得るために酒を飲んでいることになります。酔っぱらって陽気になったり，怒りっぽくなったりするだけの状態は，『単純酩酊』と呼ばれますが，人が変わったように暴力的になり，ところどころ記憶が抜けてしまうようになる(ブラックアウト)と，『複雑酩酊』と呼ばれるようになります。いわゆる，酒乱といわれる始末におえない酔い方です。

　まれに，少量の飲酒によっても大きな人格変化を生じ，完全に記憶を失うことがあり，『病的酩酊』と呼ばれますが，これはアルコールに対する一種の特異体質のようなものです。

アルコール依存症

　複雑酩酊のために信用をなくして周囲から孤立したり，肝臓をこわすなど，飲酒によって不利な状況に追い込まれながらも，なお飲酒をコントロールできない状態をアルコール依存症と言います。遺伝的体質や生活歴，パーソナリティーなどのさまざまな要因が重なって，アルコール依存が形成されると言われてています。この状態にはまり込むと，酒を飲むことが生きる目的となってしまい，仕事や家族を失ってもなお，文字通り命を削りながら飲み続けます。アルコール依存から抜けでるためには，きっぱりと飲酒をやめる以外に方法はありません。

　依存症者の中には，突然思い立ったように飲酒をやめる人がいます。周囲は「これで改心してくれるだろう」と，安心するのでしょうが，この時点ではまだまだ油断はできません。彼らはよく，「酒を飲み始めたら，とことん飲まないと気がすまない」と言いますが，それと同じように，「飲まないなら一滴も飲まない」というように，反対の極があるのです。要するに，彼らは飲むか飲まないかの２つの選択肢しかもたないのです。仮に飲むのを止めたとしても，何かのほんの少しのことをきっかけに，また強迫的な，止めどのない飲酒行動に走ってしまうことが多いからです。飲み続ける時期と，全く飲まない時期があるのは，アルコール依存症者の『山型飲酒』の行動といわれ，依存のひとつの症状でもあるのです。

　入院治療で，せっかく断酒できた人が，退院祝いに一杯ひっかけたのをきっかけに，そのまま飲み続けてしまったなんて話は，笑い話のようですが実際にたくさんあることなのです。

　アルコール依存症を治すためには，一生飲まない覚悟と適切な援助が必要です。

アルコール精神病

アルコール依存症を基盤として，さまざまな精神障害が発症します。主なものに，飲酒量を減らしたり，断酒することによって現れる急性の退薬症状と，長年の飲酒や栄養障害によって現れる慢性の精神症状があります。

① アルコール退薬症状

アルコールへの身体依存が形成されると，酒をやめようとするとさまざまな退薬症状が出現し，まさに「飲むも地獄，やめるも地獄」という悲惨な状況に陥ります。

かつてはアルコールをやめると現れる症状という意味で，「禁断症状」や「離脱症状」と言われてきましたが，アルコール飲用を減らすだけでも同様の症状が現れるため，現在では『退薬症状』と呼ぶようになっています。

もっとも軽い退薬症状は，睡眠障害と自律神経症状（発汗，動悸，手のふるえなど）です。これらはアルコールを飲むとおさまるのが特徴です。

ここまでは比較的軽症と言えますが，以下ような，重症の退薬症状が現れることも，けっして珍しいことではありません。重症の症状が現れるまで，自分がアルコール依存症であることを自覚できない人もいますが，ここに至ってようやく，「酒と心中するか，それとも，酒のない人生をとるか」という，ふたつにひとつの岐路に立たされることになります。

〈てんかん発作〉

断酒後24時間ころまでに，けいれんなどの発作が現れることがあります。こうした発作が現れたら，周囲の者は，ケガに気をつけ，

静かに見守っていて下さい。症状は派手ですが、多くの場合は、生命に別状はありません。しかし、発作が長引いたり、何度もくり返される場合には、十分に注意しなければいけません。すぐに、専門家の治療が必要になります。ですから、放っておくのではなく、"見守る"ことが大切なのです。

〈振戦せん妄〉

　振戦せん妄とは、断酒後24時間から96時間ほどの間に現れる意識混濁(意識のくもり)状態のことを言います。日づけや場所、見慣れた家族の識別ができなくなり、活発な幻視(虫や小人が見えることが多い)が出現します。また、通常、激しいふるえや発汗などの自律神経症状を伴います。さらに幻視や幻聴のために他人を傷つけたり、事故や栄養不良のために命を落とす危険性もあるため、すぐに専門的治療が必要となります。振戦せん妄は適切に治療すれば、2週間ほどで改善します。ここで「アルコールをやめよう」と決意すれば、アルコール依存症自体も治る可能性があります。

② 慢性アルコール精神病

　長年の大量飲酒と偏食や不食によるビタミンB群などの欠乏症によって、痴呆症状に至ることがあります。こうなると、もはや治療の手だてはありません。家族に在宅ケアの意志と能力がなければ、病院か施設で一生過ごすほかはありません。

　このほか、慢性の精神症状としては、幻覚症状が断続的にあらわれる『アルコール幻覚症』、配偶者が浮気をしていると確信する『嫉妬妄想』などがあります。こうなると残念ながら、断酒しても症状はほとんど改善されません。一般的には、薬物療法もあまり効果は期待できないようです。

3. アルコール依存症者への介入

受診への援助

　アルコール依存症の治療の目標は，まちがって形成されてしまった飲酒という行動を，正しい行動に直すことです。その上で，一生，断酒を続ける覚悟をさせていきます。

　アルコール依存症者の多くは，「仕事を首になって，仕事を与えられなくて辛いから」，「家族が相手にしてくれなくて淋しいから」などなど，飲酒のためのさまざまな理由づけをしてきます。このように，目の前にある現実的な問題を否認したり合理化する行為は，アルコール依存症者に特徴的なものです。「それでは，辛いですよね」，「多少の飲酒ならいいかな」などと，了解的な解釈はたいへん危険です。

　アルコール依存症は性格が弱いことが原因でも，環境の劣悪さによって起こるものでもありません。明らかなひとつの病気ですから，専門的な治療が必要となります。

　身体疾患を主訴に来院されたり，入院された患者さんであっても，その背後にアルコール問題が存在する場合には，患者さんだけでなく，そのご家族に対しても，アルコール依存症という病気について分かりやすく説明し，治療の必要性を感じてもらうことが大切です。

　また，地域には，必ず「断酒会」があります。患者さんによっては，ひとりではお酒がやめられないが，仲間と一緒にやめていく方もいますので，こうした会を紹介することも有効な方法となるでしょう。

6 受診援助

　体の病気の治療を求めて受診してきた患者さんの中には，同時に，さまざまな精神症状で困っている方が，かなり含まれているはずです。なぜならば，精神症状の多くは，体調不良や，不眠によって出現したり，悪化したりするからです。あるいは，消化器症状で入院してきた患者さんが，アルコール依存症であったなどということは，これもまた，珍しいことではありません。

　これらの精神症状や病気について，スタッフ同士が共通の知識を持つことは，身体疾患の治療上，あるいは，ケア計画を立てる際にも重要なポイントとなることは言うまでもありません。さらに，これらの情報を，患者さんやご家族と共有するためには，病気や症状の『説明の仕方』を工夫しなければなりません。難しい専門用語を避け，あるいは，分かりやすい解説や事例を示すことはとても有効であり，必要なことでもあります。

　医師のコミュニケーションの技術が，患者さんの感情や態度に多くの影響をもたらすことは，これまでに述べてきた通りです。あなたが身につけたコミュニケーション・スキルは，必ずやあなたと患者さんとの間に，良好な関係を築くことでしょう。そして，何よりも，あなたの医療技術を発展させ，医療全体のの質を向上させるであろうことを，私たちは確信しています。

引用文献

1) 一瀬邦弘(編): せん妄へのアプローチ．精神医学レビュー No. 26「せん妄」．ライフ・サイエンス，東京(1998)

参考図書

- 一瀬邦弘(編): 精神医学レビュー No. 26「せん妄」．ライフ・サイエンス，東京(1998)
- 高橋三郎，大野 裕，染矢俊幸(訳): DSM-IV精神疾患の診断 統計マニュアル．医学書院，東京(1996)
- 細川 清: 精神科診療ガイド．中外医学社，東京(1994)
- 町田いづみ: こころの病気．ブレーン出版，東京(1998)
- 町田いづみ: 臨床心理士仕事マニュアル．川島書店，東京(1999)

第 5 章

乳がん患者への集団療法マニュアル

東海大式
「乳がんカウンセリング・マニュアル」

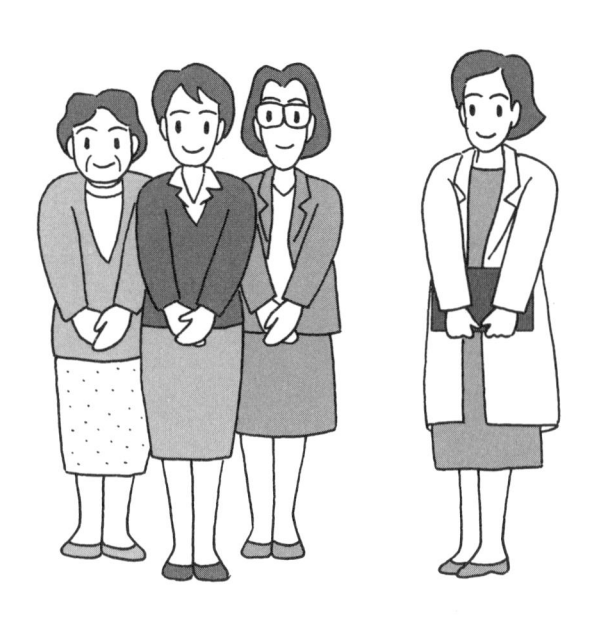

1 東海大式「乳がんカウンセリング・マニュアル」

　がんと心の関係を扱うサイコオンコロジーでは，がん患者さんへの精神療法（カウンセリング）が，免疫機能や余命期間にまで影響を与えることが分かってきて注目されています。

　まずスタンフォード大学のスピーゲルは，遠隔転移のある乳がん患者さんに対して，週1回の集団精神療法を1年間施行したところ対照群と比較して，平均余命期間が約2倍に延長したことを示しました。また，UCLAのファウジーは，たった6回だけの集団カウンセリングによって，悪性黒色種患者の再発率や死亡率に有意な改善がみられることを示しました。

　このような研究はこれまで日本にはなかったのですが，東海大学では5回だけで終了するプログラムを作成し，乳がん患者さんに施行してきました。その結果，少なくとも短期的には，患者さんの不安や抑うつが改善することが分かってきました。

　本章では，このカウンセリングが実際にどのように行われているのか，マニュアルとして提示したいと思います。これをモデルにして，ぜひ，皆さんの施設でもがん患者さんをサポートしてあげてください。これは，コミュニケーション・スキルの究極の応用例ともいえます。

2 構　　造

対象

　初発乳がんの術後患者

回数

　週1回90分ずつ・合計5回(これ以外に，説明・同意書・心理テスト施行のために0回目が必要)。

構成

　医療者2名と患者数名で，5回は構成を変えない

評価

　① 心理テスト(POMSなど)を前後2回施行(具体的には0回目か，1回目の最初にし，5回目の最後に2回目のテストを施行する)。

　② 半構造化面接を前後2回施行して，うつ病や適応障害を評価する(具体的には0回目か，1回目の最初にし，5回目の最後に2回目のテストを施行する)。

3 各セッションの具体的な進行

〜【1回目】の開始〜

「皆さんの中には，今日はじめてお会いする方もいらっしゃるでしょうし，もうすでに病棟で仲良くなっている方もいらっしゃるかと思います。そこで，まず自己紹介を兼ねて，ご自分の病気の経過について順番にお話し下さい。その際，プライベートな話はしていただけなくても結構ですから，いつごろ，どのような症状に気づいて，どのような経過で，この病院を受診するようになったのか，外来ではどのような検査をして，いつごろ入院して，どのような手術を受けたのか，といった事実関係だけをお話し下さい。

その際，わたしどもには守秘義務がありますので当然のことですが，皆さんも，この場でのできごとや，他の方たちの話は，個人のプライバシーに関することとして，できればよそでは話さないで下さいね。では，Aさんから始めましょうか」

患者さん:「Aと申します……」

注: ここでは，個人の情報を記入できるようなケース・カードを用意しておくようにします。

この自己紹介の中で，とくに押さえておきたいことは，症状に気づいてから受診までの期間・明確な告知の有無・家族構成・夫や家族の反応・手術の術式への本来の希望・リンパ節転移の有無・抗が

ん剤治療の種類・有無とその日程・放射線治療の有無・ホルモン剤治療の有無・家族や友人からのサポートなどです。

人数にもよりますが，基本的には全員が話せることが望ましいでしょう。そのために，時には，時間制限をする必要もあります。

「いつもは，最後に，リラクセーションとイメージ療法の時間を取ります。今日はあと5分しかありませんから，その触りだけやってみましょう。

では，椅子の背に寄りかかって，楽な姿勢を取って下さい。目を閉じて，両手は，両方の膝の上に置きましょうか。

さあ，始めましょう」

注：ここではいくつかの段階で，リラクセーションからイメージ療法まで連続的に行っていきます。

「最初は深呼吸です。腹式呼吸ですから，お腹で息をするようにします。あまり意識し過ぎると，胸で呼吸するようになることが多いようです。普通の睡眠状態の時には，皆さん意識しないでも腹式呼吸をしているんでよ。朝起きた時，お腹の上に手をのせてみると，お腹が膨らむような息をしているんです。それが腹式呼吸です。さあ，やってみましょう。ゆっくり息を吸って……息を吐いて……」

「次は，全身の筋肉の力を順番に抜いていくリラクセーションです。だんだん進んでいくという意味で，漸進性筋弛緩法と言います。

まず，肩の力を抜いて下さい(……動作……)。次に足の裏の力を抜いて下さい(……動作……)。

はい，皆さん，やりにくそうですね。そうなんです。いきなり力

を抜くというのは，けっこう難しいものなんです。そんなときには，一旦，その部分に力を入れて，そして一気に力を抜くという方法でやってみます。

　じゃあ，まず肩をギュッと耳に付けるようにあげて下さい（……動作……）。そうです，もっともっとです（……動作……これを5秒から10秒くらいやる）。

　ハイ，ここで一気に力を抜いて下さい。力を抜いたら，さっきの腹式呼吸です。ゆっくり吸って……，はい，吐いて……吸って……吐いて……」

「では，次のリラクセーションに移りましょう。これは自律訓練といわれるものの，ごく一部です。一種の自己暗示です。

　いいですか？　じゃあ，目を軽く閉じて下さい。そして，『両手がだんだん温かくなる』と，声には出さないで，何度も何度も心の中でくり返してみて下さい。両手がだんだん温かくなる……，両手がだんだん温かくなる……，両手がだんだん温かくなる……，これは訓練すると必ずできるようになりますから，次回からゆっくり練習してみましょう」

「それでは最後に，充分にリラックスした状態で，イメージ療法に移っていきます。ここでは，がん細胞とリンパ球のイメージを頭の中に作ってみましょう。がん細胞がリンパ球に負けてしまうところを，ちょうど映画やビデオを見ているかのように，映像化していきます。皆さんは，実際にはがん細胞やリンパ球を見たことはないと思いますので，イメージでいいんです。ですから，100人いたら100種類のイメージができるはずです。

　これまでの経験ですと，皆さん，がん細胞にはあまりいいイメー

ジはもっていないようで，黒っぽかったり，暗い色だったり，形もゴツゴツしていたり，イガイガが出ていたりしているようです。

　一方，リンパ球の方は，皆さんの体を守っている細胞ですので，元気がいい感じで，色や形もきれいなイメージを作る方が多いようです。そして，このリンパ球が，がん細胞を取り囲んで，がん細胞がだんだん弱く，小さくなっていき，やがて死んでしまうところをイメージしてみましょう。あまり，他の人の例ばかり話しますと，それに左右されてしまいますので，早速やってみましょう。どんなイメージでもいいんですよ。

　はい，軽く目を閉じて，ゆっくりした呼吸をしてみましょう（……動作……）。はい，頭の中にがん細胞とリンパ球のイメージを作って下さい。そして，両方が戦っています。はい，だんだん，がん細胞が弱っていきます。そうです，そして最後に，がん細胞が死んでしまうところをイメージして下さい（……動作……適当な時間で）」

　「はい，ゆっくり目を覚ましましょう，ゆっくり目を開けて下さい。これがイメージ療法です。今日は時間が短かったので，うまくできなかったと思いますが，次回からはゆっくりやってみましょう。

　さて，今日はこれで終わりです。今日は自己紹介があったので，他のことが充分にできませんでしたが，次回からは，もうちょっとゆったりした感じで，やっていけると思います。あと4回，同じメンバーでやって行きますから，できる限り休まないで参加して下さい」

〜【2回目】の開始〜

「さあ、この一週間どうでしたか？ Aさんから順番に話して下さい」

　注：術後のこの時期には、退院したら孤立感を感じたとか、抗がん剤が始まったとか、リハビリでここまでできたとか、傷の痛みについての話など、いろいろな意味で変化の多い時期のため、医療者に向けた質問も多いものです。また、全摘をした患者さんが、再建術を受けた患者さんに再建術について質問する場面や、抗がん剤の副作用について相互に話しあったりする場面も多くみられます。その都度、質問にはできる限り答えるようにし、具体的な対策を教えたりします。これが、『問題解決技法』です。

　また、情緒的に支持が必要な場面では、それらを適時行っていくことも必要です。これが『心理的サポート』です。具体的には、「大変ですね」、「大丈夫ですよ」、「そんな心配は無用です」、「もう少しで良くなってきますよ」などの言葉で支持していきます。

　『問題解決技法』や『心理的サポート』が、患者相互間でごく自然に行われることもあります。

　これらの話は、30分間程度を目安とします。もちろん、絶対的ではないのですが、長くても40分間程度にとどめたほうがよいでしょう。そして、全員が話終わった時点で、次の『教育的介入』に移ります。この教育的介入は、雑談的になってしまったた場合の、軌道修正にも役立つでしょう。

「さて，今日の話は，ストレスと免疫の話です。免疫というのは，自分自身が持っている自分を守るシステムのことです。血液の中には，赤血球と白血球と血小板という成分があります。この中で，免疫と関係があるのは白血球です。その中でも，がんと関係があるのはリンパ球という成分です。私や皆さんだけでなく，全ての人間の体の中には，突然変異やまだ分かっていないいろいろな原因で，毎日毎日，変わった細胞ができているそうです。そんな時に，リンパ球がそれを見つけ出して，食べてしまったり，排除してしまうシステムが免疫と言われるものです。

　さて，このリンパ球が，役に立たなくなってしまう病気があるのをご存じですか？　Ａさんから，ちょっと考えてみて下さい」

　注：「分からない」と答える患者が多いのですが，「白血病」とか，「エイズ」と答える人もいます。その場合は，その都度，それらの病気について説明を加えます。

「このリンパ球が，いろいろなストレスによって影響を受けたり，いろいろな心理状態で，免疫機能が変化することが分かってきています。
　例えば，試験前の医学生の血液を採ってみると，平常時よりも免疫機能が低下していることが分かっています。……
　疲れていたり，がっかりしている時には，口内炎ができやすかったり，風邪を引きやすいというのも免疫機能が低下していることが原因しています。
　在宅でお年寄りの世話をしている介護者では，免疫機能が低下していることも分かってきました。
　また，大切な人を亡くしたりした後でも，同じようなことが起こ

ることが分かっています。そのために，この時期にはいろいろな病気に罹りやすかったり，時には，亡くなってしまうようなこともあり，まるで「後を追うように亡くなる」という言葉がピッタリのケースも少なくありません。

　逆に，明るい気持ちになると免疫機能も変化し，寄席を聴きに行って3時間くらい笑った後で調べてみたら，ナチュラルキラー細胞活性という免疫指標が，増強されたことを報告した日本の研究者もいます」

　注: ここでは，医療者が知っている研究報告を追加して紹介します。

　「このような話を聞いて皆さんは，ご自分や，身の回りの方の場合で何か思い出すことがありますか？」

　注: その後，ストレスと免疫の話を，参加者に話してもらいます。

〜残り20-25分間くらいのところで〜

　注: 以下のリラクセーションの部分は，照明を落としたり，カーテンを閉めるなりして少し暗くした方が集中し，リラックスしやすいようです。また，少し暗いということは，どことなく儀式的な感じがあり，2度目からはそれだけで，条件反射的に集中したり，リラックスできたりするようです。

　「さあ，最後にリラクセーションの練習をしましょう。前回は，さわりだけをやりましたから，今日は，はじめてのようなものです。

改めてはじめから，ゆっくりやってみましょう。荷物などは別の椅子の上や，机の上に置いて下さい」。

「では，椅子の背に寄りかかって，楽な姿勢を取って下さい。目を閉じて，両手は，両方の膝の上に置きましょうか。さあ始めましょう」

注：ここではいくつかの段階で，リラクセーションからイメージ療法まで連続的に行っていきます。

「ここから先は，うなずいたり返事はしないでもいいですよ。一気に最後まで行ってみましょう。質問は最後に受け付けます」

注：気を使って，施行者の言葉ひとつひとつに反応してくれる患者さんも少なくないので，あえて，このように言ってあげたほうがよいでしょう。

「では，最初は深呼吸です。腹式呼吸ですから，お腹で息をするようにします。あまり意識し過ぎると，胸での呼吸になることが多いようです。普通の睡眠状態の時には，皆さん意識しないでも腹式呼吸をしているんですよ。朝起きた時，お腹の上に手をのせてみると，お腹が膨らむような息をしているんです。それが腹式呼吸です。さあやってみましょう。ゆっくり息を吸って……息を吐いて……。
そう，息を吸うことを意識すると，胸が膨らんでしまうようですね。そんな時には，まず息を吐いて下さい。はい，そして，意識的にお腹がへこむように息を吐いて下さい。
そうです。はい，吸って……吐いて……吸って……。はい，いいですよ，そのまま目を閉じていて下さい。

今度は全身の筋肉の力を,順番に抜いていくリラクセーションです。これは,だんだん進んでいくという意味で,漸進性筋弛緩法と言います。どんな人でも,1日起きて仕事をしたり,動いたりしていると,自然に体の筋肉に力が入って,固くなっているはずです。そこで,リラックスする時にはまず,この筋弛緩法が必要になってくるわけです。

　ではまず,肩の力を抜いて下さい(……動作……)。次に足の裏の力を抜いてみましょう(……動作……)」

　注: 大抵の人は,うまくできない様子を示します。

「はい,やりにくいですね。いきなり力を抜くというのは,けっこう難しいものです。そんな時には,一旦その部分に力を入れて,そして一気に力を抜くという方法でやってみます。では,まず両肩をギュッと耳に付けるようにあげて下さい(……動作……)。そうです,もっともっとです(……動作……これを5秒から10秒くらいやる)。ハイ,一気に力を抜いて下さい。力を抜いたら,さっきの腹式呼吸です。ゆっくり吸って,はい,吐いて……吸って……吐いて……。さあ,同じように足の裏にもギュッと力を入れてみましょう。足の指先にギュッと力を入れて,土踏まずの部分が靴の底から浮くように……です。はい,これを5秒から10秒くらいやって……,さあ,一気に力を抜いて下さい。このように,体の部分部分を順番に,一旦,5秒から10秒間くらい力を入れて,そして一気に力を抜く。力を抜いたら,そこで2〜3回深呼吸をするというのが第2段階です。では,もう一度,連続してやってみましょう。

　体はどのような部分に分けてもいいんですが,ここでは私がやっているものを紹介します。足の裏にギュッと力を入れて,足の指先

にもギュッと力を入れて，土踏まずの部分が靴の底から浮くように……です。はい，これを5秒から10秒くらいやって，さあ一気に力を抜いて下さい。深呼吸です……はい，次に，足全体に力を入れて下さい。5秒から10秒くらいギュッとです。はい，そこで一気に力を抜いて下さい。はい，息を吸って……吐いて……。

　次は，お尻の周りにギュッと力を入れて下さい。ギュッとです……はい，そこで一気に力を抜いて下さい。はい，息を吸って……吐いて……。

　次は，胸からお腹にかけてです。息を吸ったところで，息を止めてこらえて下さい。胸からお腹の筋肉に，ギュッと力を入れて下さい。……5秒から10秒くらいギュッとです。はい，そこで一気に力を抜いて下さい。はい，息を吸って……吐いて……。

　次は，両手全体です。握りこぶしを作って，両手全体に力を入れて下さい。5秒から10秒くらいギュッとです。……はい，そこで一気に力を抜いて下さい。はい，息を吸って……吐いて……。

　次は，肩です。はい，ではさっきと同じように，肩をギュッとあげて下さい。そうです，もっともっとです。術後で痛みのある方は，無理をしないでもいいですよ。これを5秒から10秒くらいやって，ハイ，一気に力を抜いて下さい。力を抜いたら，さっきの腹式呼吸です。ゆっくり吸って，はい，吐いて……吸って……吐いて……。

　それでは，顔のほうに移って行きましょう。唇をすぼめて下さい。ギュッと力を入れて……はい，そこで一気に力を抜いて下さい。次は，目をギュッと閉じて下さい。はい，もっと，もっと……です（これを5秒から10秒くらいやる）。ハイ，一気に力を抜いて下さい。最後に，額に力を入れてしわを作って下さい。はいそうです（これを5秒から10秒くらいやる）。ハイ，一気に力を抜いてください。力を抜いたら，さっきの腹式呼吸です。ゆっくり吸って，はい，吐

いて……吸って……吐いて……。

これが，第1の筋弛緩法です。ゆっくりした呼吸を続けていて下さい。

そのまま，次の，もうひとつの漸進性筋弛緩法に移っていきます。これは，一旦，力を入れるということをしないで，その部分に気持ちを集中させて，スッと力を抜いていくやり方です。

さっきと同じ順番でやってみましょう。足全体に気持ちを集中させて……はい，そこの力をスッと抜いて下さい。力を抜いた後はまた，ゆったりした深呼吸です。

次は，お尻の周りの筋肉に気持ちを集中させて……はい，そこの力をスッと抜いて下さい。力を抜いた後はまた，ゆったりした深呼吸です。

次は胸からお腹です。気持ちを集中させて……はい，そこの力をスッと抜いて下さい。

はい，次は両手全体です。そこに気持ちを集中させて……両手がだらんと重く感じるように力をスッと抜いて下さい。

では，次に肩に気持ちを集中させてみましょう。肩に気持ちを集中させて……はい，そこの力をスッと抜いて下さい。力を抜いた後はまた，ゆったりした深呼吸です。

はい，次は口の周りです，口の周りに気持ちを集中させて……はい，口の周りの力をスッと抜いて下さい。

次は目の周りです，目の周りに気持ちを集中させて……はい，目の周りの力をスッと抜いて下さい。ゆっくりした呼吸を続けましょう……。

はい，最後に，全身に気持ちを集中させて……はい，全身の力を抜いて下さい。力を抜いた後はまた，ゆったりした深呼吸です。

はい，この状態で，次のリラクセーションに移りましょう。これ

は自律訓練と言われるものの,ごく一部です。一種の自己暗示です。いいですか,じゃあ目を軽く閉じたたままで,「両手がだんだん温かくなる」と,声に出さないで心の中で何度も何度もくり返してみて下さい。両手がだんだん温かくなる……両手がだんだん温かくなる……両手がだんだん温かくなる……」。

　注: 話し方を徐々にゆっくりにして,トーンを徐々に落としていくと,暗示効果が高くなります。

「皆さんも覚えていらっしゃるかと思いますが,赤ちゃんが寝入る前には,手足が温かくなってきますよね。リラックスすると末梢血管が広がって手足が温かくなるんです。末梢血管は自律神経が支配していて,身体が自然に調節しているんですが,この自律訓練によって,自律神経もある程度は自分でコントロールできることが分かってきました。これは訓練すると必ずできるようになりますから,次回もまた練習してみましょう」

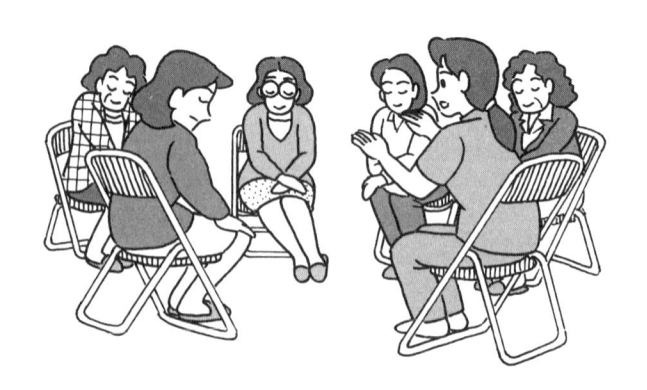

「そのまま，気持ちがとても落ちついているところで，最後に，イメージ療法に移っていきます。これは，がん細胞とリンパ球のイメージを頭の中に作って，がん細胞がリンパ球に負けてしまうところを，まるで映画やビデオを見ているかのように映像化するものです。皆さんは，実際にはがん細胞やリンパ球を見たことはないと思いますので，イメージでいいんです。100人いたら100種類のイメージができるはずです。今までの経験ですと，がん細胞の場合はあまりいいイメージではないので，黒っぽかったり，暗い色で，形もゴツゴツしていたり，イガイガが出ていたりしているようです。リンパ球の方は，皆さんの体を守っている細胞ですので，元気がいい感じで，色や形もきれいなイメージを作る方が多いようです。そして，このリンパ球ががん細胞を取り囲んで，がん細胞がだんだん弱く，小さくなっていき，やがて死んでしまうところをイメージして下さい。あまり，他の人の例ばかり話しますと，それに左右されてしまいますので，早速やってみましょう。はい，軽く目を閉じて……ゆっくりした呼吸をしてみましょう……。はい，頭の中にがん細胞とリンパ球のイメージを作って下さい。はい，両方が戦っています。そして，しだいにがん細胞が弱っていって死んでしまうところをイメージして下さい。2分間くらいの時間で自由にイメージを作って下さい。はい，始めて下さい」

注: その後は，1分間程度，何も指示しないでいます。

「はい，それでは，いまから数字を七つまでゆっくり数えます。五つ目までは，いまのイメージを強く持ち続けて下さい。ひとーつ……，ふたーつ……，みっつ……，よっつ……，五つ……。今度は，だんだん目を覚ましていきます。六つ……はい，だんだん目を覚ま

していきます。なな一つ……，はい，ゆっくり目を覚ましましょう。ゆっくり目を開けて下さい……」

　注:　この状態は，いわゆる『類催眠状態』です。そのため，覚醒状態への移行は，無意識レベルでかなりの抵抗がありますから，十分に時間をかけなければなりません。暗くしていた場合には，すぐには明るくしないほうがよいでしょう。そして，暗いままで下の質問を始め，途中から部屋を明るくしていくようにします。

「リラクセーションはどうでしたか？　いろいろなイメージを持ったことと思いますが，まず，筋肉の力をうまく抜くことができたか，両手は温かくなったか，どのようなイメージが出てきたかなどを，順番に話してくれますか。では，Aさんからどうぞ」。

　注:　リラクセーションの熟達度を，上・中・下などで評価し，ケースカードに記入しておきます。イメージについても同様に評価しますが，ここでは特に，イメージの内容を具体的に言葉で説明させたり，時間があれば絵に描かせたりすると効果的であるといわれています。

「では，今日はこれで終わりです」

～【3回目】の開始～

「さあ，この一週間どうでしたか？　Aさんから順番に話して下さい」

　注:　第2セッション参照『問題解決技法』『心理的サポート』。

これらの話は，30分間程度を目安とします。もちろん，絶対的ではないのですが，長くても40分程度にとどめたほうがよいでしょう。そして，全員が話終わった時点で，次の『教育的介入』に移ります。この教育的介入は，雑談的になってしまったた場合の，軌道修正にも役立つでしょう。

　「さて，今日の話は，乳癌に対する構え方と，がんの経過についての研究の話です。これはイギリスの研究なんですが，乳癌の手術を受けた人に，手術から3カ月後に面接をし，その方たちが，乳癌に対してどのような構え方をしているのかということを分類したところ，それは，次の4つに分れたそうです。よく聞いて，自分がどこに入るかを考えてみて下さい。ひとつ目は，がんになんか負けないぞという『ファイティング・スピリットを持った群』です。ふたつ目は，癌になってしまったんだからもうダメだと『絶望的になっている群』です。3番目は，がんであることを忘れてしまっているかのように，『否認している群』です。4番目は，がんであることを真面目に受け止め，医師の言ったことは全部守る，さらに薬や診察日のことも決して忘れないという，『真摯に受け止めている群』です。さあ，皆さんはどうでしょうか？　では，Aさんから順にどうぞ……」

　注：参加者全員に聞きます。

　「さらに，この研究では，この患者さんたちの経過を10年以上追って，その予後をみているのですが，4つの群では，その予後に差が生じたそうです。どの群で一番予後が良かったと思いますか？　あるいは，どの群が一番悪かったと思いますか？」

注: その後, このテーマで話をしていきます。

参考: 途中までは否認群が最も予後が良かったが, 10年を越えたあたりで, ①ファイティング・スピリットを持った群がトップになったこと, さらに, ②否認の意義については再認識しなければならないこと, ③一番予後が悪かったのは, 絶望群であり, 真摯に受け止めている群も, 意外にダメだったようであることを伝えます。しかし, 「だからと言って, 病院に来なかったり, 薬を飲まなくなったりするのはダメですよ」と言うのを忘れてはいけません。

〜残り15-20分間くらいのところで〜

「さあ, 最後にリラクセーションの練習をしましょう」。

注: 以下, 2回目「リラクセーション」を参照に, すすめていきます。

〜【4回目】の開始〜

「さあ, この一週間どうでしたか? Aさんから順番に話して下さい」

注: 第2セッション参照『問題解決技法』『心理的サポート』。
これらの話は, 30分間程度を目安とします。もちろん, 絶対的ではないのですが, 長くても40分間程度にとどめた方が良いでしょう。そして, 全員が話終わった時点で, 次の『教育的介入』に移ります。この教育的介入は, 雑談的になってしまったた場合の, 軌道修正にも役立つでしょう。

「今日は、がんになりやすい性格があるのかないのか、という話です。

性格と病気の関係で一番有名なのは、「A型性格と心筋梗塞の関係」です。A型といっても血液型のことではありません。いつも時間に追われて、イライラした感じで、職場や家庭で怒鳴ることが多くて、競争が好きで、車で追い抜かれたら『チクショウー』と思って、追い抜き返そうとするなどの傾向を持った性格のことです。そして、A型ではない人を全部B型と呼んでいた時代がありましたが、その後、B型よりも、もっとA型の対極にある性格があると言った学者がいました。その人はそれを、C型と言ったのですが、そのCというのが、A・Bの次だからC型だという説と、がんを表すCancer の頭文字のCだという説があります。いずれにしても、そのC型性格とがんが関係しているという話があるのです。

ところで、そのC型の特徴というのは、『協調性が高く相手に合わせる傾向が強く、控えめで従順で、頼まれればノーとは言えず、自分の感情を抑える』などです。とくに、自分の感情の中でも、否定的な感情、すなわちイヤだとか、嫌いだとか、攻撃的になるような気持ちを抑え込んで、絶対に外に出さないという特徴があります。さて、皆さんはいかがですか？」

注: この質問には、ほとんどの患者さんが、「私もそうだ」と言います。自責的な傾向の強い患者さんの場合には、ややもすれば、自分の性格のために、がんになったと思ってしまいがちです。それに対しては、次のような説明を加えて、自責感を助長させないことが必要です。

「しかし，このC型性格は正しい研究-プロスペクティブ研究と言いますが，その結果から，がんとの関係が立証されたわけではありません。それに，よくよく考えてみますと，このC型の特徴というのは，日本人の間では美徳と思われる傾向が強いもので，私たちは知らず知らずのうちに，教育されてきている可能性があります。イヤだとはっきり断ることができる人が多いアメリカだから，ことさらC型は強調されているのかもしれません。しかし，このような傾向が強い方は，これからはもう少し自分の感情，とくにイヤだと言ったり，断るようにできたらいいですね」

この説明は，対処様式についての教育的介入とも，また，cognitive-behavioral intervention ともいえるでしょう。

「もうひとつの話は，ソーシャル・サポートの話です。社会的支援とも言うのですが，がん患者さんで独身だったり，友人がいなかったりすると，予後があまり良くないということが分かっています。皆さんの場合には，誰が一番支えになりますか？」

注: 順番に話してもらうようにします。

「家族や友人がいるのはとてもいいのですが，同じ病気を持った患者さん同士というのはどうですか？」

注: 順番に話してもらうようにします。

参考: 施行者は，この時点ではすでに気づいていると思われますが，多くの場合，参加者は3回目くらいから，お互いへの親密感が増し

てくるようです。さらに，4回目くらいになると，帰りに一緒に軽食を取ることもあるようです。

〜残り15-20分間くらいのところで〜

「さあ，最後にリラクセーションの練習をしましょう」

注: 以下，2回目「リラクセーション」を参照に，すすめて行きます。

参考: この4回目くらいになると，筋弛緩法に関して，一旦力を入れて，その後，弛緩させるという部分は省略することもできるでしょう。すなわち，腹式呼吸からすぐに，ある部分に気持ちを集中させて，スッと力を抜くという方法に移します。
また，イメージに関しても，がん細胞とリンパ球の戦いだけでなく，自由にイメージを作らせるか(この場合には誘導イメージ guided imagery とはいわない)，別の誘導イメージ，例えば「体がだんだん小さくなっていって，自分の体の中に入り込みます。そして，宇宙船のようなものに乗り込んで，体中を点検し，がん細胞を見つけたらレーザー光線のようなもので撃ってしまいます」という，映画もどきのものを利用するとよいでしょう。

〜【5回目】の開始〜

「さあ，この一週間どうでしたか？ Aさんから順番に話して下さい」

注: 順番に話してもらいます。

「今日は最後ですから,特別なテーマはありません。分かりにくかったことを質問して下さい。また,ここで,どのようなことを学んだのかと,このカウンセリングへの感想を聞かせて下さい」

注: 順番に話してもらいます。

「最後に,最初のときと同じアンケート(心理テスト)に記入して下さい」

参考: このセッションでのリラクセーションは,心理テストへの影響を考え,施行しない方が良いようです。

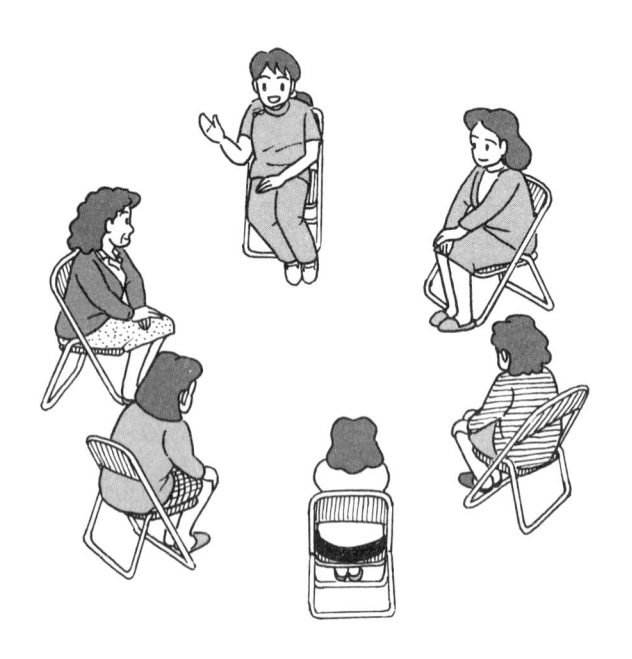

4 おわりに

　このような介入研究は，諸外国ではかなり行われています。サイコオンコロジー自体，わが国では始まったばかりの領域ですが，このマニュアルを公表したのを契機として，ぜひとも多施設研究に発展させていきたいと思っております。

　興味のある方は，どうぞ下記までご連絡下さい。

〒259-1193
神奈川県伊勢原市望星台 東海大学医学部精神科
　保坂　隆
　Tel: 0463-93-1121
　Fax: 0463-94-5532
　E-メール: hosaka@is.icc.u-tokai.ac.jp

参 考 文 献

- スピーゲル(伊丹仁朗監訳):がん―限界のその先を生きる．サンマーク出版，東京(1997)
- 保坂 隆:がん患者の抑うつの臨床精神医学的評価とその対応に関する研究―構造化された精神科的介入の有効性について―。厚生省がん研究助成金9-31「がん患者の精神症状発現要因の解析とその対応に関する研究:平成9年度研究報告書」;39-45, (1998)
- 保坂 隆，徳田 裕，内田陽子，斉藤小雪，田村衣里，斉藤拾子: 末期がん患者への 心理的サポートシステムの開発．在宅医療5(2): 43-47 (1998)
- サイモントン「がんのセルフ・コントロール．創元社，大阪(1982)
- ロスマン:イメージの治癒力．日本教文社，東京(1991)
- 水沼 寛・清水義治: ガンにかかりやすいパーソナリティ．白馬出版(1988)
  (アイゼンクの研究に関するもの)
- 保坂 隆: A型行動人間が危ない．日本放送出版協会，東京(1990)
  (もう手に入らないかも……残念)
- 保坂 隆: がんとこころ―がん患者のこころのケアとそのしくみ．テンタクル，東京(2001)
- Fawzy, FI, Cousins, N, Fawzy, NW, et al.: A structured psychiatric intervention for cancer patients. I. Changes over time in methods of coping and affective disturbance. Arch Gen Psychiatry. 47(8): 720-5, 1990
- Fawzy, FI, Kemeny, ME, Fawzy, NW, et al.: A structured psychiatric intervention for cancer patients. II. Changes over time in immunological measures. Arch Gen Psychiatry. 47(8): 729-35, 1990
- Fawzy, F, Fawzy, N, Hyun, C, et al.: Malignant melanoma-Effects of an early structured psychiatric intervention,coping,and affective state on recurrence and survival 6 years later. Arch Gen Psychiatry. 50: 681-689, 1993
- Fawzy, F, Fawzy, N: A Structured Psychiatric Intervention for Cancer Patients. Gen Hosp Psychiatry 16: 149-192, 1994
- Spiegel, D, Bloom, J, Kraemer, H, et al.: Effect of psychosocial

treatment on survival of patients with metastatic breast cancer. Lancet. ii: 888-891, 1989
- Greer, S., Morris,T and Pettingale K.: Psychological response to breast cancer: Effect on outcome. Lancet. ii: 785-787,1979
- Pettingale, K.: Coping and cance rprognosis. J Psychosom Res.28 (5): 363-364, 1984
- Pettingale K, Morris T, Greer S, et al.: Mental attitudes to cancer: An additional prognostic factor. Lancet. i: 750, 1985
- Temoshok,L.: Biopsychological studies on cutaneous malignant melanoma: Soc. Sci. Med. 20: 833-840, 1985(C型に関するものだがあまりよくない)

本書の願い
― あとがきにかえて ―

　私に生きることの意味を教えながら亡くなられた全ての患者さんに，この書を捧げます。

　本書を執筆するに当たって，私は，スキル（技術）という言葉について何度も考えてみました。

　以前，がんで闘病中のご主人を，予想外に早く亡くされた初老のご婦人がいました。彼女は，前日まで元気に会話をしていた夫に，いったい何が起こったのか全く理解できず，やや興奮気味にスタッフへその説明を求めました。そして一人のベテランスタッフがご婦人の肩に手を当て，「われわれは，最善を尽くしたのですが，誠に残念です」と言って，慰めていた場面を見たことがありました。しかし，そのご婦人は，肩に置かれた手を振り払いました。

　また，ある時，がんに侵された祖父を，親身になって看病する若い女性がいました。しかし，彼女の願いはむなしく，ある日その祖父は静かに息を引き取りました。年老いた祖父の死を前に，ただ立ちすくむだけのお孫さんの背を，一人の若いスタッフが黙ってさすっている場面を見たことがあります。その後，そのお孫さんは，若いスタッフの胸に泣き崩れました。

　このふたつの光景は，実に対照的な場面として，私の記憶に鮮明に残っています。

　その後，私は，このお二人からお話を伺う機会を得ました。ご主人を亡くされた方は，「心にもないことを言われたようで，とても悔しい気持ちになりました。まるで，『しかたがない死なのだから，訴えてはだめですよ』と言いたげで，医療者のずるさを感じました」と言い，いまだ辛い涙を流していました。

　スタッフの胸に泣き崩れたお孫さんは，「あの時，傍にいてくれ

た方に感謝しています。あの優しい手は今でも忘れられません」と言い，穏やかな笑顔を見せていました。

　技術とは何でしょうか。教えられた技術を，そのまま現場で使うことは，それほど難しいことではありません。学んだ通りに一字一句間違えずに言えば，それも一見気の利いた言葉となり，それらしい態度に見えるでしょう。しかし，本当にそれで十分なのでしょうか。

　私たちが，人とのコミュニケーションの中で，相手に届けたいものは何なのでしょう。なぜ，あえてコミュニケーションのためのスキルにこだわるのでしょう。そんなことを自問自答しながら執筆を続けました。

　そして，この本の中のコミュニケーション・スキルが，言葉や態度という手段を用いて，こちらの想いを伝えるための技術となることを目指しました。しかし，やはりそれは，スキルを使う人が，いかに相手の立場に身を置いて，その人の気持ちになろうとするかによるところが大きいのです。この基本なくしては，どんなコミュニケーションのスキルも，医療スタッフと患者さん，ご家族とのより良いコミュニケーションのための術にはならないからです。

　私は，そんな想いを込めて，第2章の文頭を書きました。

　　あなたは，人との心地よい関係を望みますか？
　　もしあなたが，より良いコミュニケーションのためのスキル（技術）を身につけたいと願うのであれば，あなたの中にある「人との心地よい関係を望む」心に，いま一度，呼び掛けてみて下さい。

　そして，私は，この本の全ての箇所において，このことを強く願っていました。もちろん，自分にも言い聞かせながらです。

　さて私と共同執筆者の保坂先生との出会いは，1999年の日本総合病院精神医学会の会場でした。当時も，現在も「リエゾン心理士」

を自称する私の発表にエールを送って頂いたことが，氏を知る最初であり，ありがたい存在として印象に残っています。

ところで，本書にも紹介されている，保坂先生が提唱する「がん診療における医療チームモデル」は，画期的なアイデアではないかと思います。そこでは，『患者さんも，ご家族も，医療従事者も一丸となって，疾患に向かっていく』ことの重要性が強調されています。またこの発想は，今の医療に足りないものを，的確に捉えて，実践させるモデルのようにも思われます。

さらに，チーム医療の中において必要な知識や技術は，疾病治療に向かう関係者全員が，共通に身につけておきたいものです。共有してこそ「チーム」が成り立つというのも，氏の発想なのです。このような保坂先生のアイデアと，私の医療者への願いとは意気投合しました。そして，何かができないだろうかという想いが，本書を出すきっかけとなったのです。

がんをはじめ，他の難治性疾患の医療について考えるとき，まず，告知の問題が問われるのが常でしょう。しかし，その議論の前に，メンタル・ケアの重要性と必要性が説かれるべきではないでしょうか。

私たちのこのささやかながら，しかし，強い願いを込めた本書が，そうした場面での一助としてお役に立てれば，こんなに嬉しいことはありません。

最後にこの場をお借りして，私的な謝辞を申し上げる失礼をお許し下さい。

患者さんのメンタル・ケアを目標に活動する私に常に大きな理解を下さいます埼玉県済生会栗橋病院院長の滝沢敬夫先生，さらに身体に関する医学的知識に乏しい私に，多くの援助を下さいます同院呼吸器内科・西村和幸先生をはじめ，医局の先生方皆様に，心より感謝を申し上げます。

2001年5月　　町田いづみ

著者紹介

町田 いづみ（まちだ いづみ）

1960年生まれ。
1988年、横浜国立大学大学院修士課程修了。臨床心理士。
現在、埼玉県済生会栗橋病院に勤務。
主著は、「こころの病気」（ブレーン出版）、「臨床心理士仕事マニュアル」（川島書店）。

保坂 隆（ほさか たかし）

1952年生まれ。
1977年、慶応義塾大学医学部卒業。1988年、医学博士。
現在、東海大学医学部精神科学教室助教授。
著書は「がんとこころ―がん患者のこころのケアとそのしくみ」（テンタクル）、「ナースのためのリエゾン」（南山堂）、他多数。

医療コミュニケーション入門

2001年6月11日　初版第1刷発行

著　者　町田いづみ　保坂　隆

発行者　石澤雄司

発行所　㈱星和書店
東京都杉並区上高井戸1-2-5　〒168-0074
電話　03(3329)0031(営業部)／(3329)0033(編集部)
FAX　03(5374)7186

©2001　星和書店　　　Printed in Japan　　　ISBN4-7911-0443-9

書名	著者	判型・頁	価格
心の地図 上・下 こころの障害を理解する	市橋秀夫 著	四六判 296p 256p	各1,900円
心のつぶやきが あなたを変える 認知療法自習マニュアル	井上和臣 著	四六判 248p	1,900円
パニック・ディスオーダー入門 不安を克服するために	B.フォクス 著 上島国利 樋口輝彦 訳	四六判 208p	1,800円
もう「うつ」にはなりたくない うつ病のファイルを開く	野村総一郎 著	四六判 160p	1,800円
職場のメンタルヘルス実践教室	加藤正明 監修	四六判 288p	2,400円
新しい性の知識 すばらしい愛を築くために	H.S.カプラン 著 石川弘義 訳	四六判 280p	2,300円
お前はうちの子ではない 橋の下から拾って来た子だ	武内徹 著	四六判 292p	2,000円
マスコミ精神医学	山田和男 久郷敏明 山根茂男 他著	四六判 312p	1,600円

発行：星和書店　　　　価格は本体（税別）です